JN237782

48歳からも成長ホルモンできれいになる。

実年齢より若く見える人が
実践している美容術

監修
米井嘉一 同志社大学大学院教授
比嘉一雄 CALADA LAB.代表

はじめに

成長ホルモンからすべてが始まったアンチエイジングの取り組み

この本を手に取られた方は、成長ホルモンがどのように女性の美容に関係しているのか、どうして成長ホルモンが、見た目だけではなく体の若さのカギになるのか、不思議に思われているかもしれません。

女性と美容で言うと、まず真っ先に女性ホルモンを思い浮かべる方も多いことでしょう。あるいは、成長ホルモンは、幼少期の体の発育に使われるホルモン、というイメージが強いかもしれません。

成長ホルモンが、一般的な〝骨や筋肉を増強させる〟といった作用以外にも、成人にとっても非常に大切なホルモンであること、そしてそれは〝**加齢**〟ととても密接に関係

していることが、最新の研究でわかってきました。それではまず初めに、少し長くなりますが、成長ホルモンの隠れたパワーの発見のきっかけについて見ていきましょう。

＊　＊　＊　＊　＊

成長ホルモンが学術的に注目された当初の理由は、ホルモン欠損症の治療からでした。ホルモン欠損症とは、脳の中にある下垂体という器官から分泌される成長ホルモンの量が少ないために、成長率が悪くなり低身長になる病気です。

幼少のころにこの病気の診断が下ると、小人症予防のため成長ホルモンを補充し治療するのが一般的です。成長ホルモンを投与することで、成長率の改善を図るのです。

成長ホルモンは注射しかないため、量産できる遺伝子組み替え成長ホルモンを定期的に注射し補充します。これは１９５８年、アメリカで成長ホルモン分泌不全性低身長症の男子に治療し成功したのが始まりです。当時はまだ成長ホルモンを合成することができなかったので、死体解剖時の下垂体の収集によって補充する成長ホルモンを確保していました。

成長ホルモンは、その名の通り"成長"を促すために補充されていたので、一般的に一定の身長まで背が伸びるなど、その効果が認められたタイミングで、例えば16歳以降にその補充をやめていました。

その後、成長ホルモン補充療法を受けた成人を追跡すると、普通の成人に比べ、髪の毛が薄い、肌が弱い、活力がない、心肺機能が弱い、傷が治りにくい、ポジティブになれない、消化管機能・脂肪分解機能・生殖機能などが衰えているなど、いわゆる通常より老化する傾向が見られたのです。

成長ホルモン補充療法は成長ホルモンの分泌量が少ないことへの対処療法なため、補充をやめると、健常な成人に比べやはり成長ホルモンが少ない状態に戻ってしまうためと考えられました。

こうして、成長ホルモンは、ただ単に人体の成長を促す作用だけでなく、成人後も私達の体にさまざまな影響を与えていることがわかってきたのです。そこで、ホルモン欠損症の患者の中には成人しても、引き続き成長ホルモンを補充する治療を受ける方が現れました。

ここで注目されたのは、継続して成長ホルモンを補充している成人型成長ホルモン投与の患者と、健常者（特に成長ホルモン分泌が低めの人）の老化度合に逆転現象が起こることです。

成長ホルモンは、加齢に伴って下がることがわかってきました。ある程度の年齢になると、健常者よりも成長ホルモン補充者の方が体内の成長ホルモンが多くなり、老化の度合いが逆転してしまったのです。

加齢に伴う老化として、医師や研究者が着目したのは、例えばこういった事例です。

①筋や骨が成長する　②脂肪を落とす
③免疫系の臓器が活性化　④シワを減らす

具体的には、活動的な体力（筋力）が保てる、肥満になりにくく、ダイエットしやすい、メタボを予防、改善できる、骨の量が増え、骨粗しょう症を予防できる、意欲が高まる、積極的になれる、みずみずしさや弾力性が増す、若々しい肌になる…といったものが挙げられます。

成長ホルモンが老化に何かしらの隠れたパワーを発揮しているのではないか…。医者や研究者がその後、この分野について注目したのは当然のことといえるでしょう。
まるで夢の不老不死の薬のようにも思えませんか？
そこで、アメリカでは、いち早く、加齢に伴って成長ホルモンが自然に減ってきた人に老化対策として投与を始めました。ただし、当時は成長ホルモンが非常に高価だったので一部の例えば芸能人やセレブといわれる人達が、美容目的で投与していました。成長ホルモンは、その効果が認識されていたにもかかわらず、誰にでも投与できるようなものではなく、特別な位置にある薬といえたのです。

その後、成長ホルモンが合成できるようになると、美容目的での成長ホルモン補充療法が一般的になってきました。日本でも、究極の若返り法としてホルモン補充療法が受けられるクリニックがいくつかあります。

ただし、成長ホルモンに限らず、薬には、副作用はどんなものでもあります。その効果を最大限にして、副作用は最少にする前提の治療なのです。かかる費用も、自由診療ですので、ある程度の覚悟が必要です。

「成長ホルモンの隠れたパワーを享受したい」――この願いは、高額で副作用のリスクのある補充療法に、すぐに頼らなくてもかなえられます。

16歳をピークに分泌量が減少する成長ホルモンは、**研究によって、生活習慣に意識を向けるだけでも分泌を活性化させることができるとわかってきたのです！**

毎日の生活習慣の改善によって自分自身で成長ホルモンを分泌させる。これなら副作用もなく、お金もかかりません。

本書では具体的な生活習慣の改善の方法について、最新の研究成果をまじえながら説明していきます。

体の仕組みを知って、自分の体で成長ホルモンを出す！　これこそが、**医学的アンチエイジングの考えに基づいた、究極の美容術**です。

成長ホルモンの分泌を活性させて、外見も内面も輝く。皆さんも成長ホルモンで、明日のキレイをぜひ手に入れて下さい。

＊　＊　＊　＊　＊

目次

・2章・

食事できれいになる　成長ホルモン活性術

・3章・

成長ホルモンで睡眠の質は上がる！

・4章・ 成長ホルモンがグングン出るスロトレ

・7章・

アンチエイジングのカギになる——メラトニンとコルチゾル

・1章・

成長ホルモンで
アンチエイジングを
始めよう

成長ホルモンの隠れたパワー

成長ホルモン（growth hormone：GH）は脳下垂体から分泌される、体内にもともと存在するホルモンの一つです。191個のアミノ酸でできた単純なタンパク質でできています。幼児期から思春期にかけて、大量に血液中に放出されて、成長期に背が伸びたり、骨が成長するのを助ける働きがあることは、よく知られていますね。医学的には、骨の形成を促進することで骨を伸長し、骨量や筋肉量を増加させ、性腺の発育を促進します。特に、夜間の睡眠が一番深いころに、最も多く分泌されます。「寝る子は育つ」という諺は、実に的を射ているのです。このように成長ホルモンは、人間の成長にとって欠かすことのできないホルモンで、これが欠乏すると、発育不全という問題をもたらします。

成長ホルモンは幼児期から思春期の成長にかかわる働きに、特化しているように見えますが、成人になってからも、さまざまな大切な役割を果たしていることが、最近の研究でわかってきました。

成長ホルモンは、成人になって、成長が止まった後も放出され続けます。細胞同士でのアミノ酸輸送を助け、細胞のアミノ酸の取り込みや同化を促進して、代謝を上げるなど、一生涯にわたり体内で重要な役割を演じ続けるのです。

それでは、成人の体では、成長ホルモンはどのような働きをしているのでしょうか。

成長ホルモンは、細胞のアミノ酸の取り込みを促進することによって、体の代謝を促進するなど、一生の間、大切な働きをします。全身のいろいろな代謝に重要な役割を果たす代謝調節ホルモンであり、代謝の観点からだと、**成長ホルモンの役割は、実は成人になってから、より大切なことがわかったのです。**だからこそ、成長ホルモンは、成長が止まった後も放出され続けます。

アミノ酸はタンパク質の構成成分で、筋肉を作ったり、傷を治したり、心臓や皮膚などの臓器や器官を作ったり、また、それらを回復させたりするために、体のいろいろなところで利用されています。成長ホルモンは、このアミノ酸の取り込みに作用しているのです。

成長ホルモンの隠れたパワー

成長ホルモンは小児期から思春期を経て成人に至る過程で、とても重要な働きを担います。また、成長ホルモンは単に体の成長や成熟を促すホルモンにとどまらず、代謝を促進させる働きがあることは述べました。

実は、この他にも成長ホルモンにはさまざまな効用があるのです。代表的なものだけでも、**張りと潤いのある健康な皮膚を作ったり、骨を丈夫にしたり、コレステロール代謝を改善化し、心肺能力を高め、記憶力の強化など脳の働きを改善させる**という具合に、その作用は多岐にわたります。

成長ホルモンの作用は大別すると、

①組織や細胞に対するアナボリック（同化）作用　②抗インスリン作用

に分けることができます。

①の作用とは、主に肝臓、骨、筋肉、性腺その他の臓器に対するタンパク合成の促進や、細胞増殖の促進を指します。一方、②の抗インスリン作用は、糖質の代謝、脂質の代謝を通して、中性脂肪を遊離脂肪酸とグリセロールに分解する作用のことです。また、糖質代謝においても、成長ホルモンは、いろいろな段階でインスリンに対して拮抗的に作用し、糖化という加齢を促進する現象を低下させる方向に作用します。

このような成長ホルモンの作用によって、体は体脂肪の増加を防ぎ、筋肉をはじめとする多くのタンパク組織の重量や機能を保持して、骨代謝・脂質代謝・糖代謝の正常な状態を維持し、さらに腎機能・心機能・免疫機能の働きを正常に維持しているのです。また、成長ホルモンは、健常な人が感じる精神心理的な健康感を保持する上でも、重要な働きを果たすことも明らかになっています。

成長ホルモンの男女差

このように多彩な働きが解明されてきた成長ホルモンですが、もともと男性のほうが筋肉量が多いので、成長ホルモンは多く分泌される傾向があります。全体の分泌量は女性よりも大きく、ピークの値も大きいのが特徴です。値としては、5～10％程度、女性より男性のほうが高いといわれています。

ただし、例えば女性にとっては気になる女性ホルモンほど、その上がり方や下がり方に男女差はありません。また、女性ホルモンのように、閉経による男女差・年齢差も特に見られません。成長ホルモンの分泌を活性させる方法や気をつけるべき生活習慣などは、男女共通のものといえるでしょう。

ＩＧＦ－Ｉで成長ホルモンの活性がわかる

成長ホルモンが活性しているかどうかは、血中のＩＧＦ－Ｉ（インスリン様成長因子－Ｉ）という物質の数値で計測します。

脳下垂体から分泌される成長ホルモンは、肝臓に達すると、ＩＧＦ－Ｉの産生を促し、全身で成長ホルモン作用を発揮します。ちなみに、インスリンというホルモンがありますが、ＩＧＦ－Ｉはインスリンに構造が似ているためにこう名づけられました。糖尿病などでおなじみのインスリンとは別のホルモンです。成長ホルモンの働きの大半はこのＩＧＦ－Ｉの働きといえ、先述の①（組織や細胞に対するアナボリック作用）の多くは、このＩＧＦ－Ｉを介して発揮されます。

ＩＧＦ－Ｉは成長ホルモンの働きを調べる際の目安になります。成長ホルモンは一日を通して、信号が脈打つようなパルス状に分泌されます。つまり、血液検査などで測っても、測定値が安定しないので、血中のＩＧＦ－Ｉの値で成長ホルモンの活性度合を評価するのです。

成長ホルモンの働き

成長ホルモンが活性すると、体は若々しくなることがわかってきました。特に成人での、**見た目年齢や体内年齢を左右する**ような効果をいくつか挙げてみましょう。

成長ホルモンは、筋肉や骨の委縮を防止して、体脂肪の増加を抑える働きがあります。成人期においては、これはすなわち、筋肉や骨の量を保ち、エネルギー消費、脂肪の分解を促すことを意味します。つまり、**筋力を強くし、皮膚の弾力性を高め、シワを減らす作用があるのです。**

若く厚い皮膚を作ったり、骨を丈夫にするだけではありません。**エネルギーレベルや性的能力を高める働きもあります。**また、**検疫システムを強化する、心臓の出力を増加させる、視力をよくするといった身体機能の向上の他、記憶力を上げる、意欲を高める、**

前向きな気持ちにさせる…など精神的な健康を保つ作用もあるのです。

ちなみに、成長期から思春期にかけて作用していた骨の成長についてですが、成人になると、骨の端にある骨の成長腺が閉じるので、一般に成長腺が閉じるといわれる18〜20歳以降は、成長ホルモンによって背が伸びることはありません。

＜さまざまな成長ホルモンの働きの例＞

年齢とともに小さくなっていく心臓、肝臓、脾臓、腎臓などの組織を再び大きくする／心臓の血液拍出量を増やす／血圧を下げる／ＨＤＬ（善玉コレステロール）を上げ、ＬＤＬ（悪玉コレステロール）を下げる／骨を強くする／傷の治りを早くする／若々しい皮膚を作る／運動しなくても、半年で筋肉の量を平均８.８％増す／生殖の機能を増す／運動能力が増大／抜け毛が回復する／シワを取る／セルライト（皮膚の下の脂肪組織が線維化し、硬くなった状態。ひどくなると、肌の表面がオレンジの皮のような凹凸になる）を取る／視力を改善する／気分を高揚させる／眠りを深める／記憶力を改善する／免疫系を賦活させる

老化は成長ホルモン分泌低下と関連あり!

成長ホルモンは、30歳ころから低下し始め、10年で13%も低下します。**加齢や老化に伴うさまざまな体の変化のうちのいくつかは、成長ホルモンの分泌低下と関連があると考えられています。**

ホルモン分泌が低下し始めると、次のような症状が現れてきます。

エネルギーレベルの低下／筋力および運動能力の低下／性衝動および性的能力の低下／精神的および視覚的鋭敏さの低下／脂肪のない筋肉量の減少／骨粗しょう症の発症／皮膚の柔軟性の喪失

これらは老化症状といえますが、生活習慣に気をつけたり、適切な食事、運動、良質な睡眠を心がけることで、進行を遅らせたり、食い止めたりすることが可能です。

成長ホルモンは若返りホルモンの一つ

前述したような成長ホルモンの作用を指して、**成長ホルモンは、若さと健康を保つためのホルモン、若返りホルモン**ともいわれます。ホルモンの作用についてはいまだわかっていないことが多いのですが、このような効果を持つ若返りに関するホルモンは、成長ホルモンだけではありません。

成長ホルモン以外に、女性ホルモン（エストロゲン）、メラトニン、DHEA（デヒドロエピアンドロステロン）、テストステロン、ビタミンDなどがあります。本書ではこれらホルモンについて触れませんが、これらいくつかのホルモンの中でも、**成長ホルモンの若返り作用は最も早く発見され、いち早く成長ホルモンと呼ばれるようになりました。**

若返りホルモンがある一方で、老化ホルモンと呼ばれるものも存在します。例えばインスリン、コルチゾールが代表的な老化ホルモンです。

ホルモンは生体中の機能を発現させ、ホメオスタシス（内部環境を一定の状態に保ち続けようとすること）を維持するなど、生命活動の正常な状態を支え、都合のよい状態にします。こういった重要な役割を果たすホルモンは、分泌バランスがとても大事です。私達の体内にある無数のホルモンはハーモニーを作り出し、まるで幾人もで奏でる楽器が一つの曲を織りなすオーケストラのように私達の生命を維持してくれているのです。

年齢とともに低下する成長ホルモン

気分をよくしたり記憶力を持続させたりするなど、その作用が実に多岐にわたる成長ホルモンですが、**分泌量は30歳前後から低下し始め、10年で13％も低下**してしまいます。前述のさまざまな作用を考え合わせると、最適な健康状態を維持するためには成長ホルモン分泌の低下を防いで、できるだけ最適値まで増加させる努力をすること。それにより見た目だけでなく、心身ともに健康な状態を維持することができます。

30歳をすぎると成長ホルモンの分泌量が減るというのは一般的な話です。注意するのは、その下降の度合いやスピードは、誰も、均一に平均的で落ちていくわけではないということです。研究の結果、成長ホルモンの分泌量の下降については千差万別で、下降の速い人、遅い人の格差がどんどん広がるのが30歳からなのです。成長ホルモンの分泌量は何も手立てを打たないと下降する一方なのは明らかです。対して、成長ホルモンの分泌量を下降させにくい生活を心がけるタイミングが早ければ早いほど、下降を止め、分泌量を増やす効果が、より早く持続的に現れます。

加齢によって成長ホルモンの分泌は下降しますが、歳を取っても体内で成長ホルモン

成長ホルモン分泌の加齢変化

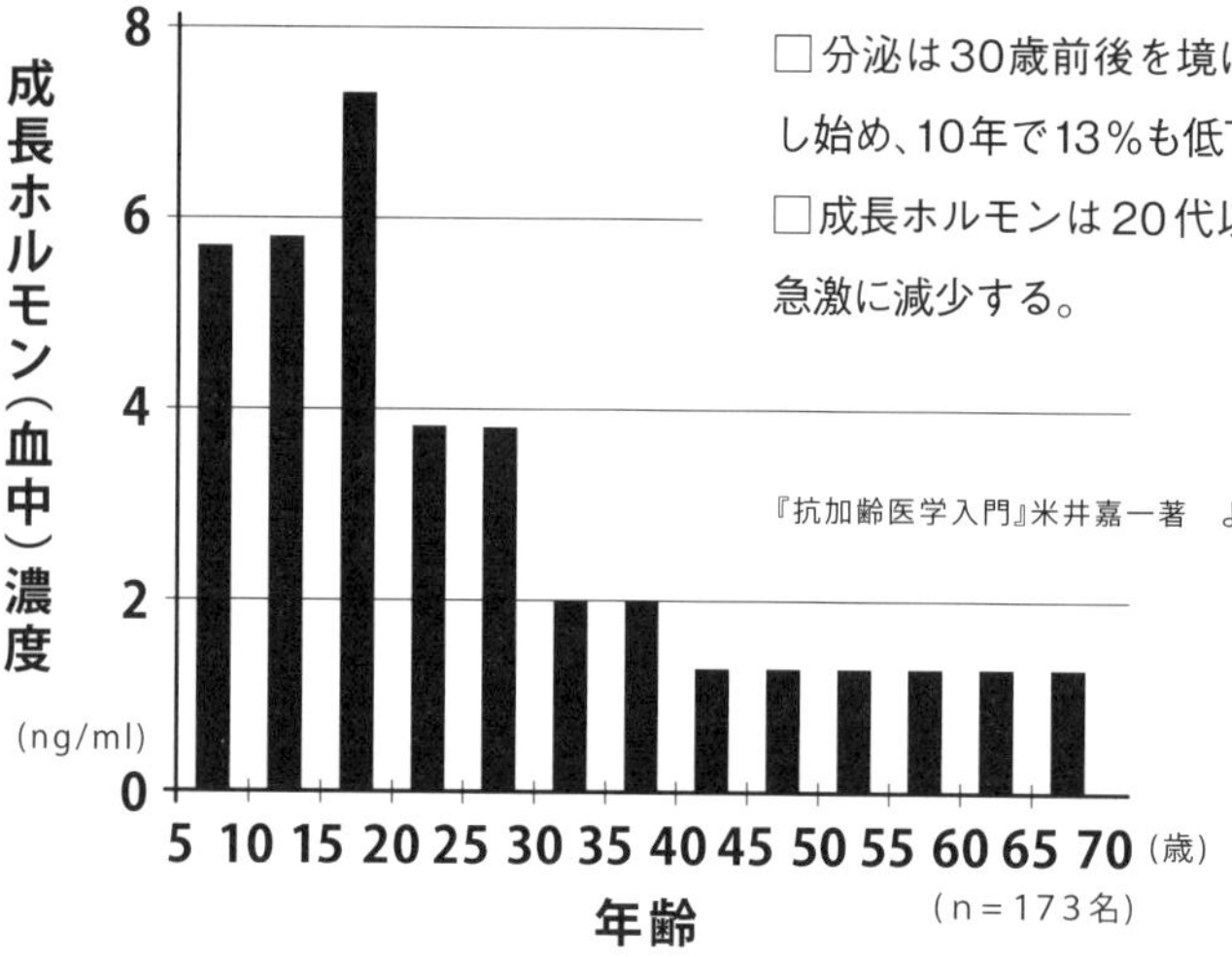
□分泌は30歳前後を境に減少し始め、10年で13％も低下する。
□成長ホルモンは20代以降に急激に減少する。

を作れなくなるわけではありません。ただ、**分泌が抑えられて少なくなってくるだけ**なのです。成長ホルモンの分泌を抑制する原因を避け、分泌を活性させる生活を心がければ、いくつになっても成長ホルモン分泌は上がります。実際に、70歳代でも、今までより20分程度多く歩くようにしただけで成長ホルモン量の値が上昇したという実験結果が出ています。

成長ホルモンを増やす方法

成長ホルモンは、加齢に伴って自然と分泌量が減っていきますが、それを増やす方法があります。成長ホルモンの分泌量は前述したＩＧＦ－Ｉの値で推測しますが、そのＩＧＦ－Ｉの値を上げる方法は、次の３通りです。

①外部から成長ホルモンを補充する方法
②成長ホルモンを外部から補充するのではなく、その人自身の体内成長ホルモンの生産を促したり、成長ホルモン分泌促剤と呼ばれる、蓄えられた成長ホルモンの分泌を促進する物質を利用するもの
③ライフスタイルを改善して、自分自身のホルモン分泌を刺激する方法

①と②はアンチエイジングを医学的見地で解明していく抗加齢医学の分野で行われ

ているもので、治療法の一つとして確立されています。③については、抗加齢医学の研究の中でわかってきた成長ホルモンと老化のプロセスを、アンチエイジング、病気予防に生かす方法といえます。

成長ホルモンの補充療法

それでは、まず①の成長ホルモンを外部から補充する治療について、詳しくお話ししましょう。そのためには、まず成長ホルモン発見にさかのぼってみる必要があります。

成長ホルモンは、1921年　アメリカのエヴァンスとロングという研究者により発見されました。その働きは、「小児成長期において身長を伸ばす上で不可欠なホルモン」

とされ、その名も成長ホルモンと呼ばれるようになりました。

1956年には、医師のラーベンらが、成長ホルモン欠乏性低身長症に初めて成長ホルモンを使用して、その有効性を証明しました。4ページでも触れたように、成長ホルモンの補充療法は、それが欠損している患者のために行われたのです。この治療法は1975年以降、本格化し、治療目的で成長ホルモン製剤が販売され始めました。しかし当時は献体から抽出された成長ホルモンを使用せざるを得ず、量的に制限がありました。

1988年に入ると、遺伝子組み換えにより作製された成長ホルモンが供給されるようになります。その結果、治療目的だけではなく、アンチエイジングの臨床研究にも成長ホルモンが供されることになり、この分野の研究は飛躍的に進展します。

成長ホルモンの研究が進むにつれ、成人における成長ホルモンの果たす役割についても多くの研究成果が上がりました。それにより**成長ホルモンは単に体の成長や成熟を促す作用にとどまらず、全身のいろいろな代謝に重要な役割を果たす代謝調節ホルモンであって、代謝の面での役割は、成人になってから特に大切であることが明らかとなってきました。**

成長ホルモン分泌不全症では、体組織が変化して、体脂肪量が増加し除脂肪体重（主として筋肉量）が減少、筋力や運動能力が低下、また心理的健康感も得られなくなります。この体脂肪の増加は、特に内臓脂肪の増加で、インスリン抵抗性、糖尿病、高脂血症などの病態（内臓脂肪症候群）と密接に関連していて、生命予後に深くかかわるとされます。これらの症候は適量の成長ホルモンを外から投与することによって改善することから、成人成長ホルモン分泌不全症に対する成長ホルモンの補充療法は、諸外国で広く行われるようになりました。日本では、２００６年４月より重症型成人成長ホルモン分泌不全症に対する、補充療法が保険診療として承認されました。

一方で、アメリカを中心として、成長ホルモンの抗加齢効果を期待して、主に美容目的で成長ホルモンを外から補充する動きが生まれました。ただ、成人成長ホルモン分泌不全症患者に対して成長ホルモン補充療法を行った時に得られる効果と、例えば、加齢によって成長ホルモンが低下した高齢者の下垂体前葉機能低下に対する成長ホルモン治療の効果には、かなり差があることが明らかになってきています。実際に実施されて日が浅い治療法のため、マイナスの効果についてはまだ、全部わかっているわけではないといえるでしょう。

成長ホルモンを下げる要因・上げる要因

抗加齢の観点から成長ホルモンの活性について研究したところ、成長ホルモンの分泌を刺激したり、反対に分泌を抑えてしまう要因がいくつかあることがわかってきました。刺激する要因には、**運動**、**高タンパク食**、**十分なアミノ酸摂取**があります。また、忘れてはならない最近の研究結果では、**心のときめき**といった、いわゆる気持ちの持ちようでも成長ホルモンの分泌が活性されることがわかってきました。

一方で、ホルモン分泌を抑えてしまう要因としては、**運動不足**、**ストレス**、**睡眠不足**、**糖質摂取過剰**、**合成エストロゲン剤の服用**などが挙げられます。

成長ホルモンのさまざまな作用を考えると、最適な健康状態を維持して、いきいきとした毎日を送るためには、これらホルモンの分泌を左右するそれぞれの因子を、毎日の生活習慣の中で実践的に取り入れることが大切になってきます。

ここに成長ホルモンの分泌の仕組みと、成長ホルモン分泌刺激因子と抑制因子をまとめました。**本書でこれから紹介する生活習慣は、この成長ホルモン分泌刺激因子をいかに活発にするか、抑制因子をいかに少なくするか、という考えが基本になっています。**

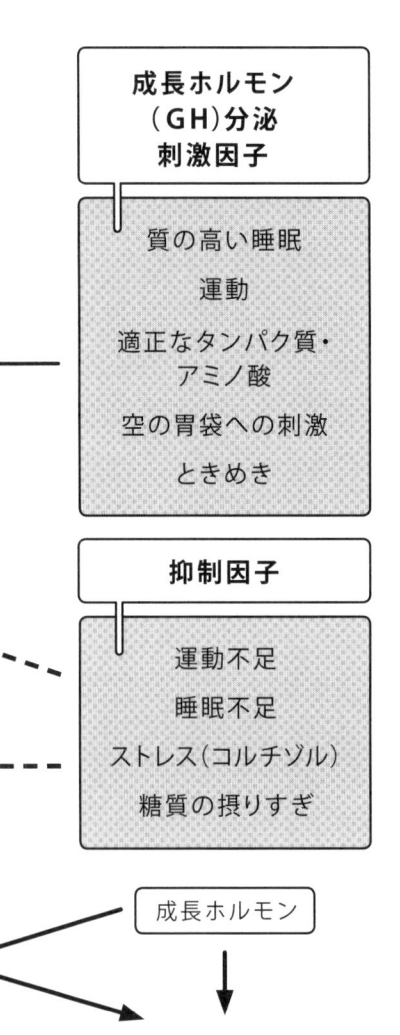

成長ホルモン（GH）の分泌

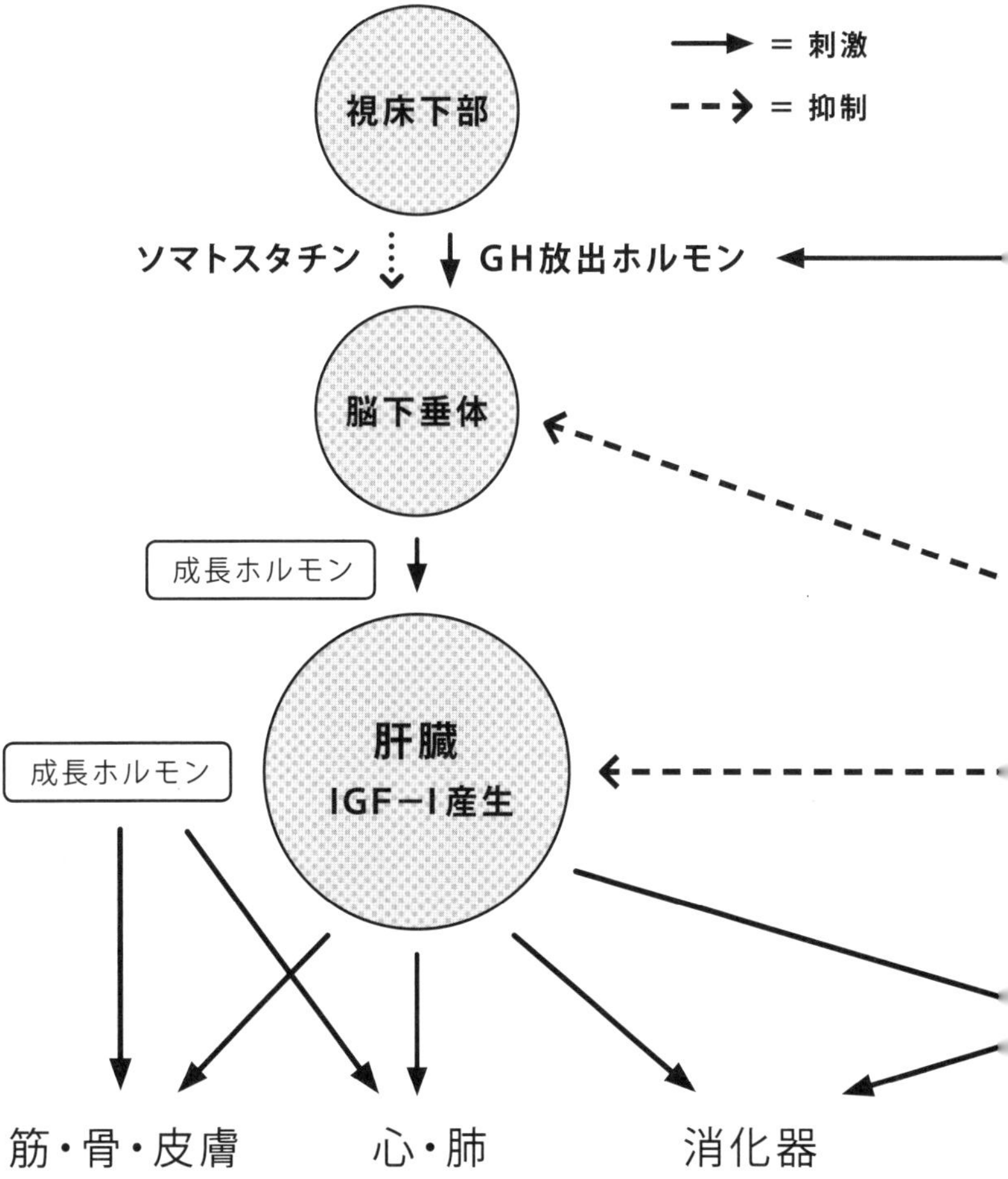

体のリズムと成長ホルモン

私達には、生まれ持った生活のリズムが3種類備わっています。成長ホルモンの分泌刺激因子と抑制因子を個別の生活習慣に当てはめる際に、これら生体リズムが刺激と抑制のカギになることが多くあります。

生活のリズムとしての一つ目は、**体内時計**と一般に呼ばれるものです。これは26時間を1サイクルとしていますが、この体内時計の存在を明らかにしたドイツの生理学者ユルゲン・アショフが1962年に行った実験を少し紹介しておきましょう。

その実験内容はまず、被験者26人を地下の実験室に隔離して、光や音など、外界からの情報をすべてシャットアウトし、その状態で自由に生活してもらうものでした。

実験室は地下にあるので太陽光は届きませんし、新聞、テレビやラジオも与えられていないので時間を知ることはできません。もちろん時計もない状態での生活です。地下室では常に同じ温度・照明が保たれ、時間の経過を感じることもできません。そんな状態だったので実験を始めた当初は、誰もがバラバラな時間に寝起きしていました。

ところが、実験のスタートから何日もたつと、被験者達は約1日周期（25時間）で寝起きし、体温や尿の排出量などもこの周期のサイクルで繰り返されることが確認されました。つまり、人は時間を知る手がかりがどこにもない状態であっても、約1日周期で生活リズムを作っていったのです。

この実験から、人間は朝や夜といった太陽活動の影響とはまた別に、人間独自の「体内時計」を持っていることが突き止められたのです。

二つ目は**メラトニンリズム**です。メラトニンは睡眠ホルモンとも呼ばれ、光の明暗によって刻む時間をコントロールしています。明るいとメラトニンは抑制され、暗いと分泌が刺激されるのです。朝、光を浴びると、脳にある体内時計の針が進み、体内時計がリセットされて活動状態に導かれます。また、体内時計からの信号で、メラトニンの分泌が止まります。このメラトニンは、目覚めてから14～16時間ぐらい経過すると体内時計からの指令のもとに再び分泌されるのです。

三つ目の体内リズムは、**成長ホルモンリズム**です。成長ホルモンは、パルス状に分泌されることは前に述べましたが、睡眠がリズムを刻むカギになっていることがわかっています。つまり、**寝ると成長ホルモンは分泌され、寝ないと抑制される**のです。

毎日の生活の中で、成長ホルモンを活性化させるには、これら私達に備わったリズムを上手に活用することが大切となります。

成長ホルモンを増やす生活とは？

成長ホルモンの分泌を促し、成長ホルモンの活性を推測する血中のIGF―I値を上げる因子として、**食事療法**（高タンパク食・高アミノ酸食）、**運動療法**（負荷トレーニング）、**精神療法**（ストレス回避・質の高い睡眠）がとても重要です。反対にIGF―Iを下げてしまう生活習慣は、高炭水化物食、運動不足、ストレス、睡眠不足、過労があるので、これらをできるだけ回避するのが、毎日の生活でポイントとなります。

これらを毎日の生活での事柄を例に挙げてもう少し紹介します。

＜成長ホルモンを増やす習慣の例＞

睡眠

◎午後10時〜11時に就寝する→寝つきをよくするため、毎朝決まった時間に起きる／日中は活動的に過ごす／夜は静かに過ごす／夜はブルーライトを浴びない

◎午後11時〜午前2時はぐっすり眠る→ぐっすり眠るため、寝酒はしない／睡眠環境（気温、湿度、照明、寝具など）を整える

運動

◎レジスタンス運動（スロトレ）を行う→ゆっくりと筋肉に負荷をかける

食事

◎ほどよい空腹感を感じる↓食事は「朝少し、昼多い、夕少し」の配分で／消化のよい「野菜と肉・魚」「野菜と穀類」の組み合わせで食べる

ここに挙げたのは一例にすぎません。次の章から、成長ホルモン分泌を活性する因子と抑制する因子に着目した、最新のアンチエイジング美容術について、それぞれの生活習慣を、さらに深く掘り下げていくこととしましょう。

□一番多く成長ホルモンが分泌されるのは睡眠時。
□寝入り端に成長ホルモン分泌が活性され、起床に向けて下がる。
□食事と運動が成長ホルモン分泌を活性させる。

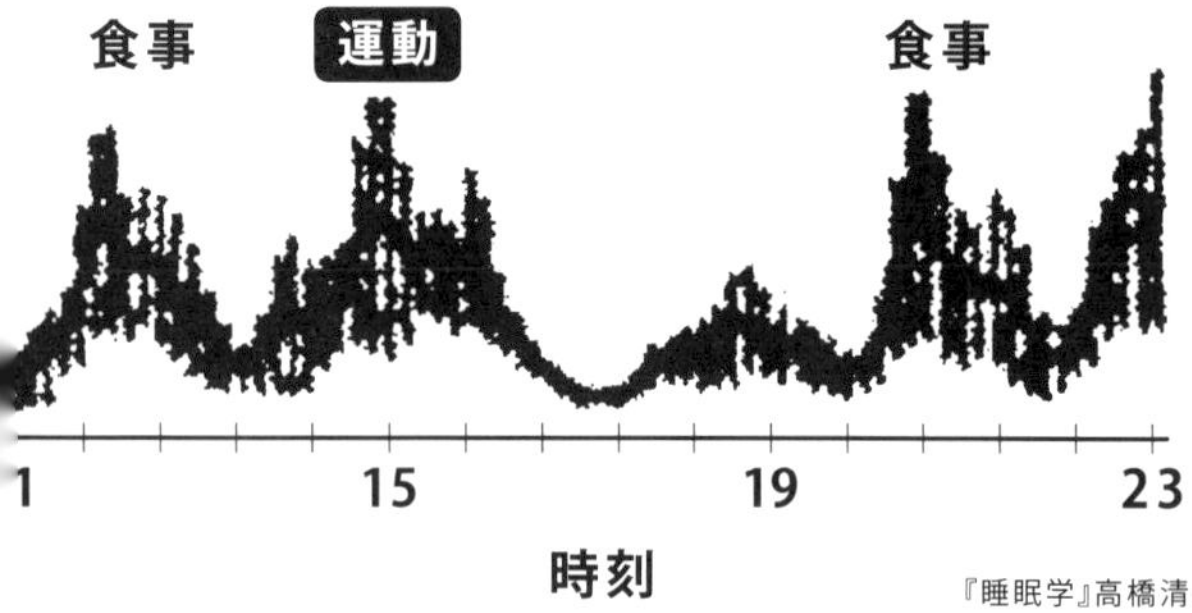

『睡眠学』高橋清久編　より

成長ホルモン分泌の日内変化

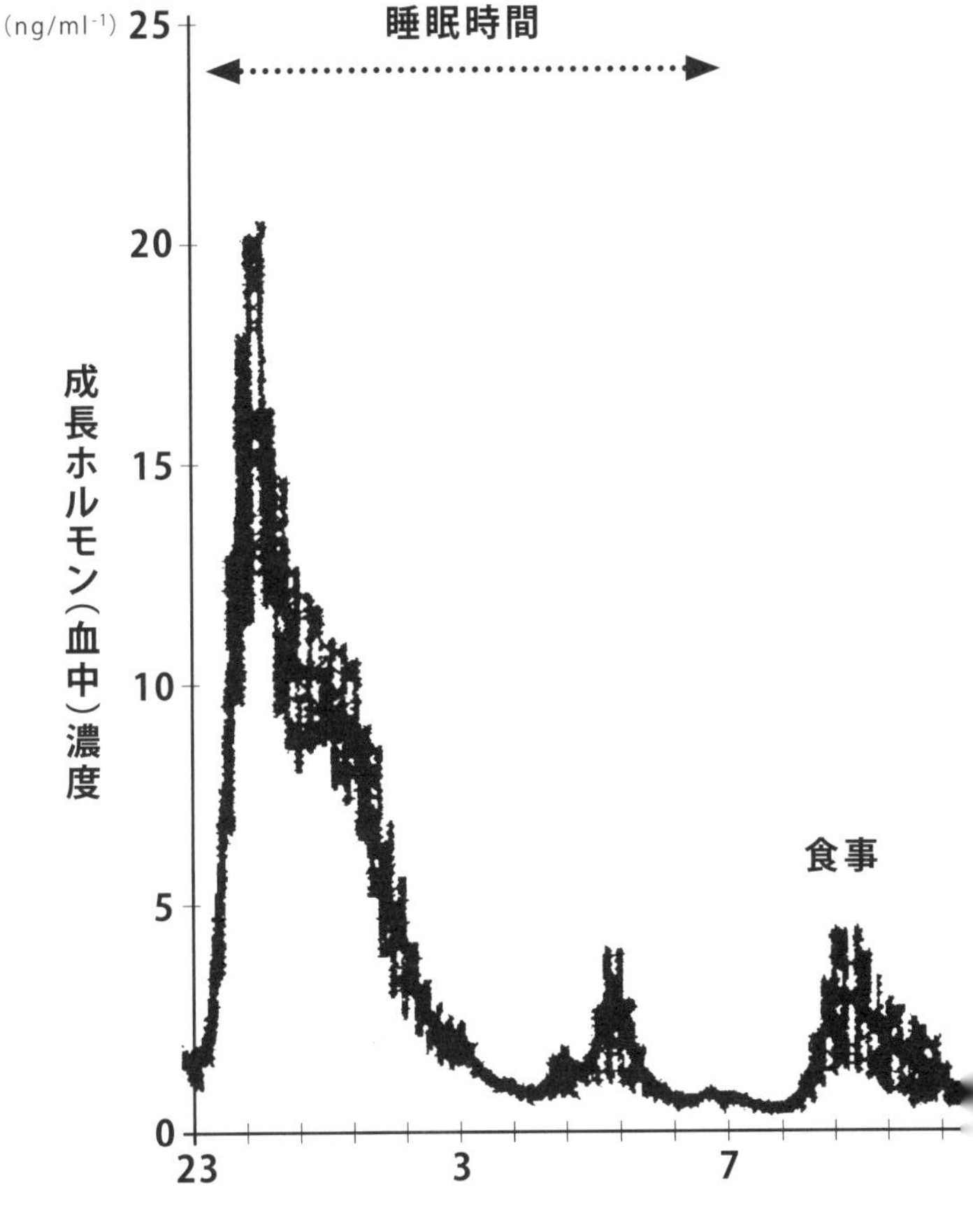

成長ホルモン補充療法でQOLが向上

私達の寿命には、平均寿命と健康寿命があります。健康寿命とは、日常的に介護を必要としないで、自立した生活ができる生存期間のことを指します。また、一人ひとりの人生の内容の質や社会的に見た生活の質をQOL(quality of life)といいます。理想的なのは、QOLの質が高く、健康寿命と平均寿命が同じであることです。

健康寿命を延ばすことと骨粗しょう症対策は密接に関係しています。寝たきりで介護が必要になり、QOLが低下することも未然に防ぐことができます。

ここに注目の研究結果があるのでご紹介しましょう。

骨粗しょう症対策の研究として、高齢者に成長ホルモンの補充療法を1年間続け、経過を見たものがあります。調査の結果、成長ホルモンを補充することで、被験者は全員、骨密度が上昇し、骨の強度は増しました。その結果、今まで出かけるのがおっくうだったり、運動から遠避かっていた人達が、前向きに外出や運動に取り組むようになり、かつ、老化によって体が動きづらくなり低下していたQOLも明らかに改善しました。

注目したのは、調査が終了し成長ホルモンの補充療法が止まった後、被験者はどうなったかということです。補充が終了したので、再び骨密度もQOLも下がるのでしょうか。

調査終了から1年経過した追跡結果は目を見張るものでした。被験者は一様に、調査によって向上したQOLを維持していたのです。

つまり、一度QOLの低下を体験した被験者は、「また、ああはなりたくない」と、自ら積極的に外出や運動を続け、自分を"動ける体"に保つことに努力を続けていました。

被験者は皆、高齢で成長ホルモンの補充療法が有効と認められるほど成長ホルモンの分泌が減少し、QOLも低下していたグループに属していました。このように老化曲線が下がっていると認識される年齢でも、毎日の生活習慣を意識し直すことで、改善するのです。アンチエイジングに遅すぎる、ということは決してありません。

・2章・

食事できれいになる
成長ホルモン活性術

成長ホルモンの材料はアミノ酸

毎日の生活を、成長ホルモンを活性化させることに少し気を配りながら送るだけで、その効果は目に見えて上がります。活性する因子をより積極的に習慣化し、抑制する因子をできるだけ生活から排除するのです。これをしなくてはいけない、これを食べてはいけない、運動をこれだけしなくてはいけない…と考えると長続きしません。いずれも、**日常の習慣にしてしまう**のがコツです。最初は、あれもこれもと欲張りがちですが、それら習慣化したい事柄の背景を知識として持ち、個々の生活に合わせて自分らしくカスタマイズしながら生活に取り入れていきましょう。

この章では、取り入れたい生活習慣の中から、食について見ていきましょう。**成長ホルモンと食の関係については、食の内容（何を食べるのか？）、食の摂り方（いつ、ど**

のように食べるのか）に大別されます。まず食の内容ですが、基本的なこととして、活性化させたい成長ホルモンは何でできているのか、つまり成長ホルモンの原料について知っておくべきでしょう。

成長ホルモンを構成するもの、栄養素はアミノ酸（タンパク質）です。成長ホルモンだけではなく、メラトニン、セロトニン、アドレナリン、ノルアドレナリン、アディポネクチンなども、成長ホルモンと同じくタンパク質を原料としています。

他方、同じホルモンに総称されるＤＨＥＡ、コルチゾール、テストステロンなどの原料はコレステロール（脂質）です。女性ホルモンのエストロゲンも原料はコレステロール。このように、**ホルモンによってその原料は異なり、それが不足すると適正量の分泌ができなくなります。**

いろいろ始める前に。基本がとても大切!

食事において、気をつけるべき事柄は、例えば、食べ物はよく噛み、量は腹八分目にして、規則正しく1日3回食べるといった、とても基本的なことです。あまりに聞き慣れたことばかりで、ちょっと拍子抜けしましたか?

成長ホルモンを活性させるために食について気をつける事柄は、とても基本的なことですが、これらをきちんと毎食守られている方は、意外に多くはないかもしれません。そこが問題なのです。本人も気がつかないうちに早食い、食べすぎ、朝食抜き、といったまさに成長ホルモン活性の抑制因子を自ら習慣化している可能性が高いのです。何事も習慣化すると、それを矯正するためには、ある程度の努力が必要になります。そういった努力をなるべく減らすよう、今一度、**食べ物はよく噛み、量は腹八分目にして、規則**

正しく1日3回食べるという基本に、自分の食習慣を照らし合わせてみましょう。

空腹だと成長ホルモンが活性する

最新の研究で、**成長ホルモン分泌と空腹が密接に関係する**ことがわかってきました。空腹と美肌をつなぐホルモンである、グレリンという物質が発見されたのです。空腹を感じると胃からこのグレリンが分泌され、食欲を高めるだけでなく、成長ホルモンの分泌を促します。成長ホルモンは、肌の活性にも深くかかわっています。**つまり空腹⇓グレリン⇓成長ホルモン⇓美肌とつながっていることが解明されたのです。**

空腹を感じたからといって、すぐに何かを食べてしまうと、グレリンの分泌が続かず、成長ホルモンも増えないことになります。空腹を感じないのに、食事の時間になったからといって食べると、グレリンは分泌されず、成長ホルモンの分泌も増えません。胃からグレリンを分泌させ、成長ホルモンの分泌を増やすには、空腹感を少し長く保つ必要があるのです。通常、食後2～3時間もすれば、胃は空っぽになるので、朝8時に朝食を摂れば、午前11時ごろには空腹を感じるはずです。空腹を感じないのは消化のよくないものを食べたり、食べすぎや運動不足だったり、胃腸の働きが弱っていたりする時です。

空腹になると分泌されるグレリンを上手に活用するためにも、**間食は避け朝食、昼食、夕食はそれぞれ、しっかりお腹が空いたという感覚を感じてから摂ることをおすすめします。**

アンチエイジングのために大切な、好ましい食習慣

抗加齢医学の観点から食事療法を考えると、成長ホルモンを活性させてアンチエイジングを目指すには、**血糖値を低めに維持する**ことが重要な課題になります。

肥満は成長ホルモン分泌の妨げになるので、適正体重を維持する必要があります。次に個々人の適正カロリーが決まったら、**栄養バランス**に配慮します。糖質やデンプン質を多く含む食品は、急激なインスリン分泌を促すばかりでなく、成長ホルモン分泌を抑制するので、糖質の過剰摂取はNGです。**適正量のタンパク質・アミノ酸摂取は成長ホルモン分泌を促進するので、糖質の過剰摂取に気をつけながらタンパク質・アミノ酸を含む食品を積極的に摂りましょう。**

炭水化物の摂取過剰やタンパク・アミノ酸摂取不足は、成長ホルモンの分泌低下とインスリン分泌量の増加につながるので、老化を促進すると考えられます。

栄養バランスは6：2：2がカギ

成長ホルモン活性に限らず、栄養素をバランスよく摂取する食事が基本です。基本を無視して、紹介した食材ばかり摂るようでは効果を期待できないばかりか、逆に健康を損ねる恐れがあります。

アンチエイジングの研究の結果、炭水化物：タンパク質：脂肪の割合が重要なことがわかりました。

２０００〜２４００キロカロリー摂取する人の場合、**炭水化物：タンパク質：脂肪の割合は6：2：2が理想的**であり、**タンパク質として一日80〜１６０g**は許容範囲です。

アミノ酸は成長ホルモンの材料です。成長ホルモンはアミノ酸がつながったペプチドホルモンです。成長ホルモン分泌のためにも、良質なタンパク質をしっかり摂りたいのですが、ここに一つ大きな問題があります。

現代の食事環境だと、タンパク質の不足と炭水化物の摂りすぎは相反することが多くあります。糖質を多く含む炭水化物の食べすぎは先ほど述べたように、体の糖化を促すのでアンチエイジング的にＮＧ。気をつけないと炭水化物と脂質の割合が過剰になり、タンパク質が足りず、６：２：２のバランスを取ることができません。例えば成人女性の場合は、一日の推奨タンパク質摂取目安は70gですが、毎日これだけのタンパク質を6：2：2の割合を壊さずに摂り続けるには、外食を控えたりしながら毎日の献立に工夫が必要となります。

栄養バランスを考える！

炭水化物 6 ： タンパク質 2 ： 脂質 2

2000kcalのうち

1200 ： 400 ： 400kcal

タンパク質　100 g/日

タンパク質は 1g ＝ 4kcal

最近はやりの炭水化物ダイエットですが、普通の生活をしていると、炭水化物を摂りすぎる傾向にある現代の食環境での新しい食事療法といえます。つい過剰に摂取しがちな炭水化物についてもっと意識をして、その分タンパク質を増やすよう心がけるというのは、炭水化物：タンパク質：脂肪＝6：2：2のバランスを取るという点で理に適っていると思われます。ただし、炭水化物をいっさい排除するといった極端なダイエットは、おすすめできません。

朝・昼・晩のボリュームと時間

食事の内容とともに、食べる量については、朝食、昼食、夕食、それぞれ**腹八分目が**理想です。アンチエイジングの観点では、昼食に一番ボリュームを持ってくるほうが、寝る前の夕食と、次章で詳しく述べる睡眠の質の観点からもおすすめです。

夕食に関しては、摂る時刻にも気をつけましょう。**寝る2時間前、できれば3時間前が理想**です。それでは、どうして夕食を寝る直前に摂るのは体によくないのでしょうか。それは、体内時計との兼ね合いで、成長ホルモン分泌が最も期待される睡眠時に満腹だと、分泌が抑制されるからです。食後は食物を消化するために血糖値が上がりますが、その状態で眠りに就くと睡眠が浅くなります。前述のように眠りが浅いと、成長ホルモンの分泌が抑制されてしまうのです。

成長ホルモン分泌に早食いはＮＧ

体内の血糖値が上がると成長ホルモン分泌は止まります。毎食の食事をして止まるのは仕方がないですが、**食べ方を工夫して血糖値が上がりにくい食べ方を実践すれば、分泌の抑制を軽減**することはできます。

血糖値が急激に上がると、成長ホルモンもすぐに反応し、分泌をストップさせます。そこで、急激に血糖値を上げない食べ方が大切です。例えば、懐石料理のように**小分けにして時間をかけるのは、血糖値の急激な上昇を抑えるという点でとても好ましい食べ方**といえます。懐石料理のような食べ方の利点とは、先付《さきづけ》や向付《むこうづけ》といった旬の食材を小量ずつ盛りつけた皿が供され、時間をかけて一品一品をよく噛み、ゆっくり食べるといったことです。

食べる順番も大事

食べ始めを野菜にして、**先に繊維質の食材から食べる**というのも、血糖の上昇を緩やかにする効果があります。食べ始めは、野菜から、その後の肉や炭水化物の順番は多少狂っても大丈夫です。

ゆっくり食べるというのは、血糖がゆっくり上がることを意味します。ゆっくり食事を摂ると、血糖値が上がって成長ホルモンの分泌が急に止まることはありません。ゆっくりと長く出ることになり、一日の総分泌量は結果として増えるのです。

食事に要する時間と食べる順番を見た時に、懐石料理、フレンチ、イタリアンのコース料理の食べ順は理に適っているといえます。

□包装米飯は、10分間かけて完食。咀嚼回数は、ひと口30回。

□懐石料理は、包装米飯に比べて、炭水化物ではない食品から食べ始め、ゆっくり時間をかけて食べるため、血糖値の上がり方が緩やかなのがわかる。

同志社大学　糖化ストレス研究センター
2013年データ　より

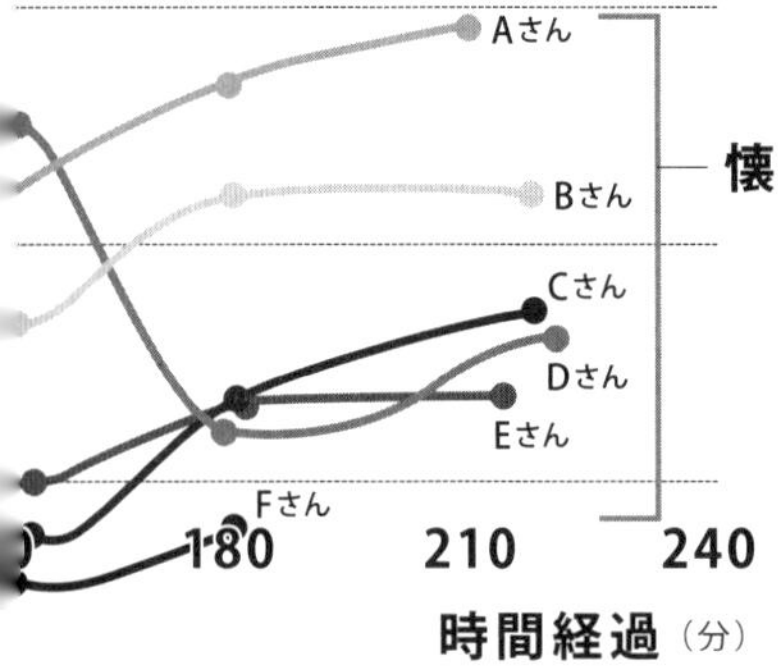

食べる速さ、メニューと血糖値の推移
（Δ血糖値の推移を米飯と懐石料理で比較）

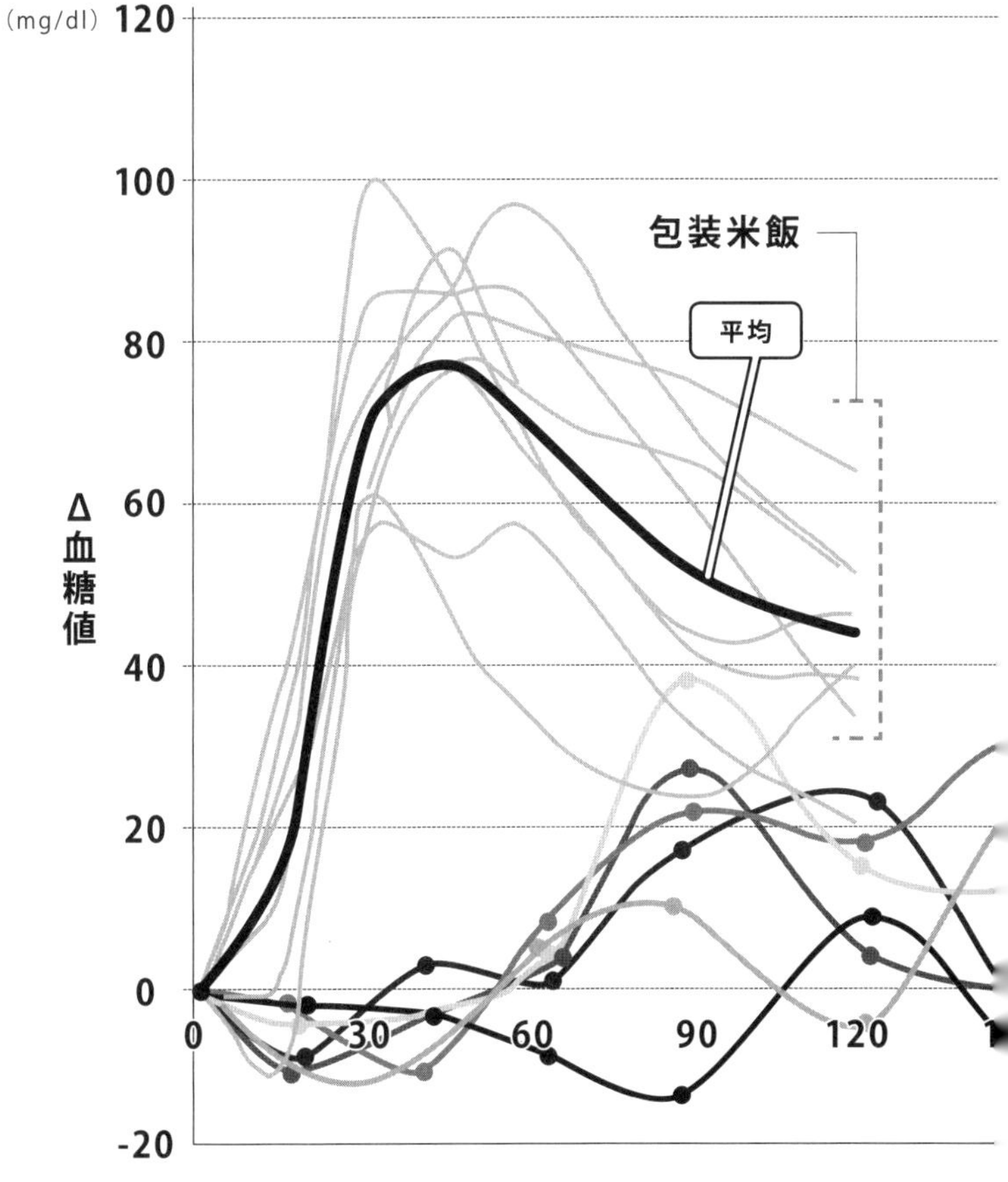

間食は成長ホルモンの分泌を抑制する

47ページで説明したように、成長ホルモン分泌を、グレリンという物質の作用によってより活性させるためにも、空っぽの胃の状態は大切です。空っぽの胃に食べ物が入ることで、成長ホルモンは分泌されるのです。

つまり**間食が多いと、胃が空になっている時間が少なく、むしろ空の状態になることがないので、成長ホルモンの分泌は抑制されてしまいます。**

食事の回数が３回以上になると、空腹になることはありません。なぜならば、胃が空になるには、食事をしてから平均２〜３時間かかるからです。高齢になると、その時間は４〜５時間を要します。

朝食を食べないと血糖値が安定しないネガティブモードに

空腹感が大事だからと食事の回数を減らすのは、糖尿病の発症などに悪影響を与えます。特に朝食を抜く生活はよくありません。食事はやはり3食、食べたほうがいいのです。

朝食を1食抜くことで、その日一日の血糖値のコントロールが利かなくなることが実験によって明らかになっています。

血糖値というのは、血糖を上げるホルモンと下げるホルモンのバランスで決まります。血糖値を上げるホルモンとしては、グルカゴンなどいくつかありますが、成長ホルモンはこちらに分類されます。インスリンは、血糖値を下げるホルモンの代表格です。

これらホルモンは、いずれもすい臓でつくられています。そこで、朝食を抜くことで次のような、血糖が安定しないネガティブモードに入ってしまいます。

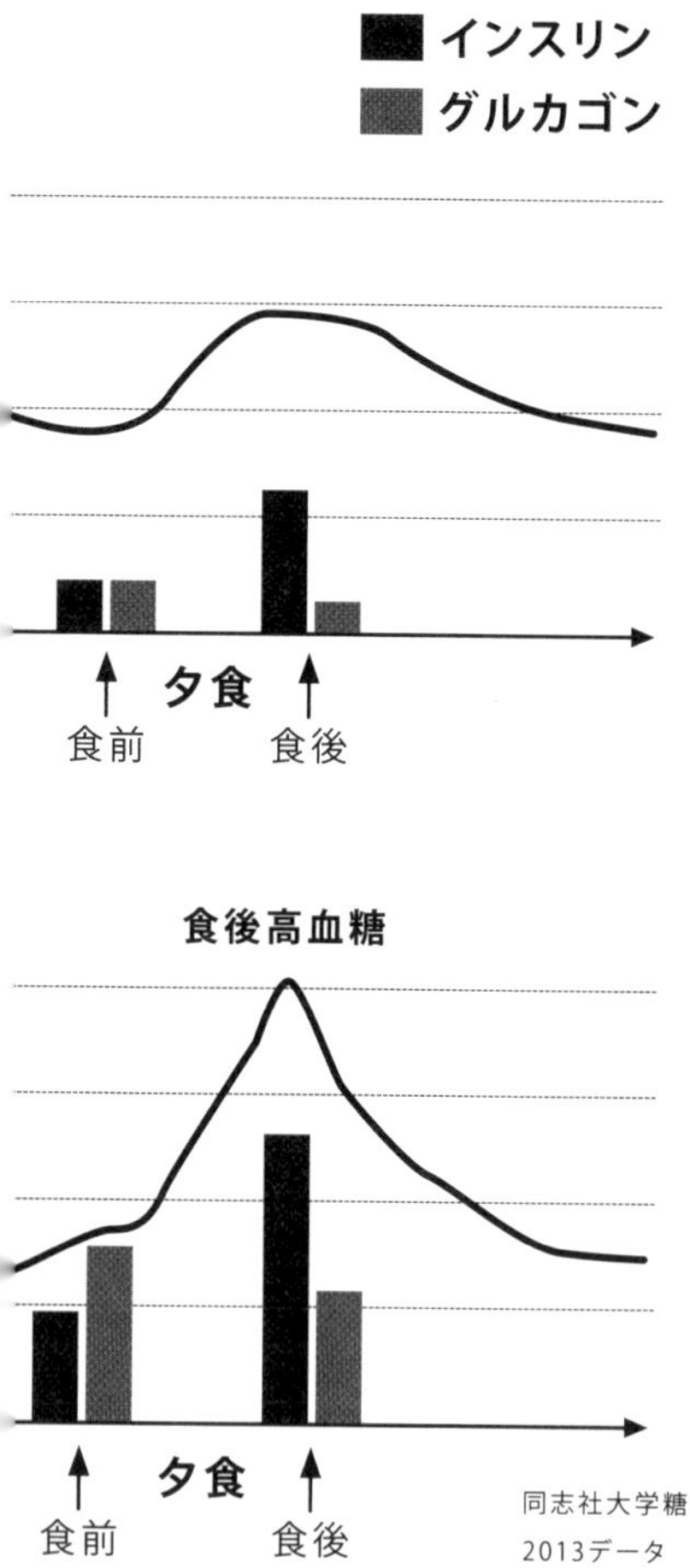

□インスリン、グルカゴンはともにすい臓で作られ、インスリンは血糖値を下げる働きを、グルカゴンは、血糖値を上げる作用をする。

□朝食を抜くと低血糖の状態になるので、拮抗ホルモンであるグルカゴンが分泌される。グルカゴンで血糖値を上げている状態で昼食を摂ると、食後に血糖が急激に上がってしまう。

□高血糖状態を修正するためインスリンが過剰に分泌される。

□朝食を抜くと、血糖値を安定させるためにインスリン、グルカゴンともに過剰に分泌される。この二つのホルモンはともにすい臓で産生されるので、すい臓の負荷が大きくなる。

同志社大学糖化ストレス研究センター
2013データ　より

朝食を抜いた時の血糖とホルモンの変動

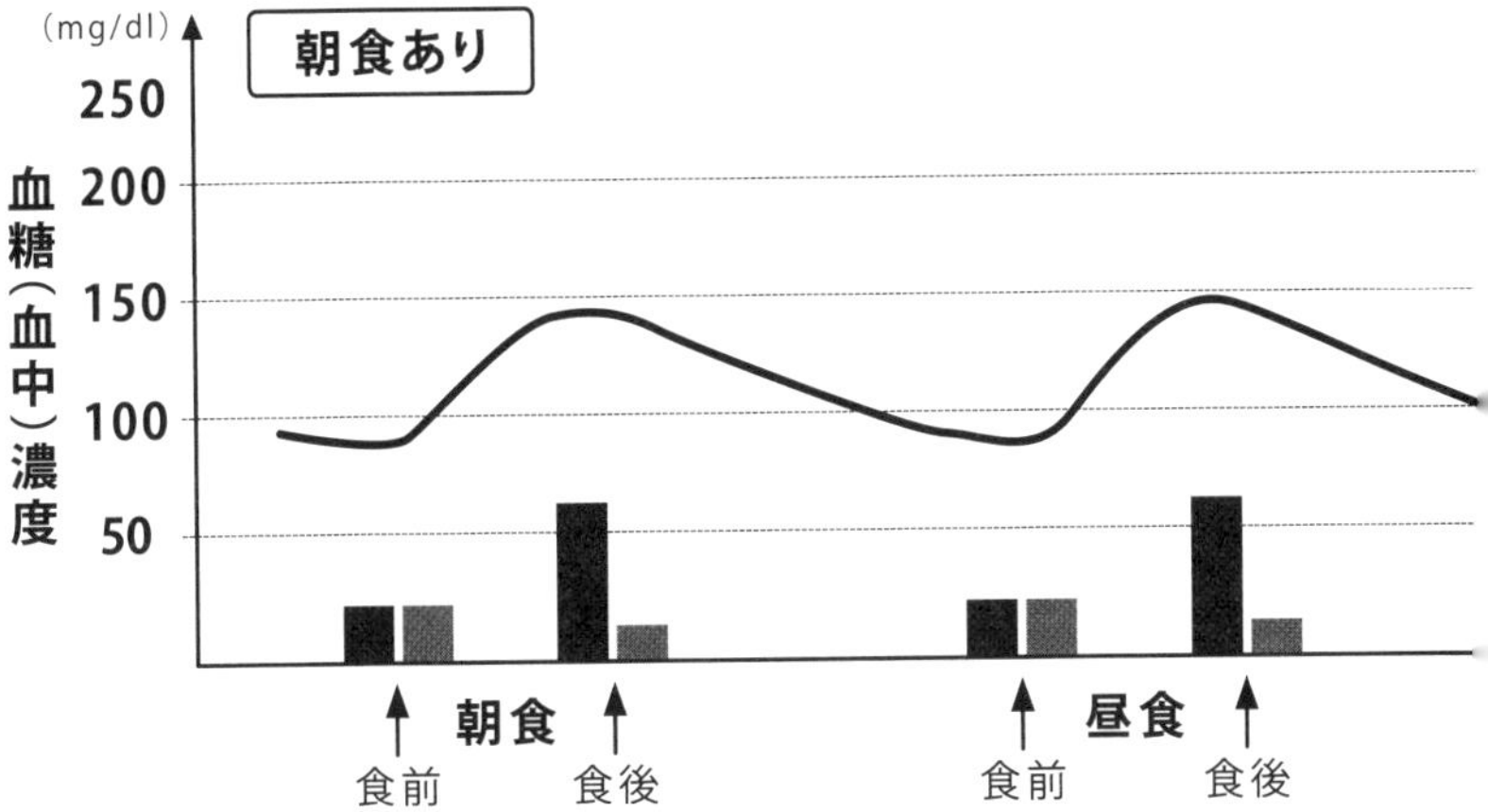

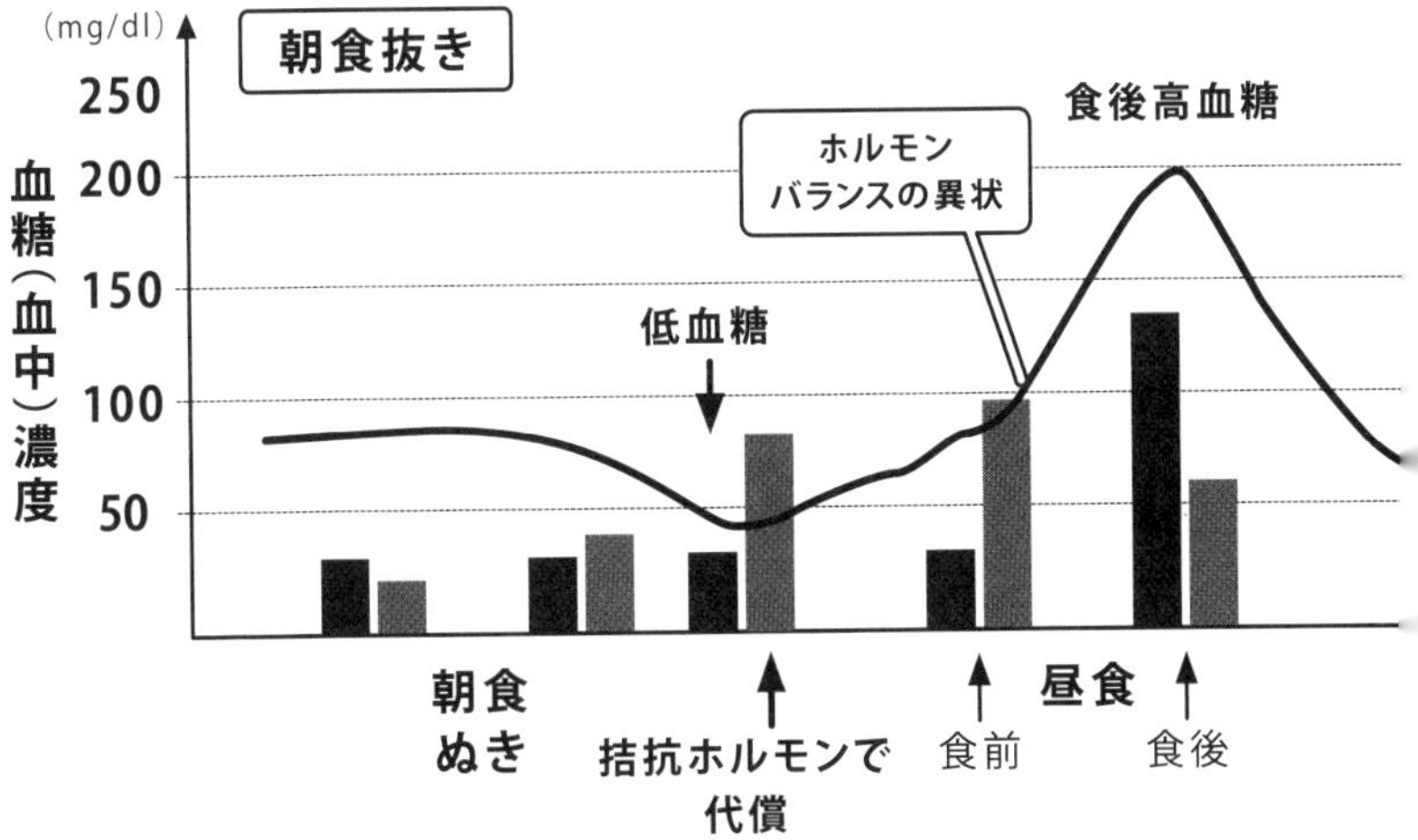

＜朝食を抜くと起こるネガティブモード＞

朝食を抜く

⇓

低血糖状態になる

⇓

血糖値を上げるホルモンが出る

⇓

血糖値を上げるホルモンが出ている時に
低血糖のため食事を早食い・めいっぱい食べる

⇓

すでに分泌されている血糖値を上げる
ホルモンの作用で、血糖が急激に上がる

⇓

急激に上がる血糖を下げるために、
血糖値を下げる新たなホルモンが分泌される

⇓

血糖値を上げるホルモン・下げるホルモンが
いずれも大量に作られる

⇓

すい臓が音を上げる

⇓

２型糖尿病に（必要なインスリンが出なくなる）

・3章・

成長ホルモンで睡眠の質は上がる！

睡眠と成長ホルモンは大いに関係あり!

成長ホルモンの分泌を活性化させる際に気をつけるべき事柄は、睡眠、運動、食事（特にタンパク質の摂取量）です。一方ストレス、運動不足、睡眠障害、食事（糖質の過剰摂取）、肥満（内臓脂肪の蓄積、メタボリックシンドロームなど）は分泌を抑制します。その中でも、**分泌を促していく上で特に重要なのが充実した睡眠です。**

昔から「寝る子を育つ」「美人は夜つくられる」などといわれるのは、睡眠中に分泌される成長ホルモンによる「骨や筋肉の成長」「美肌の維持」を示唆しているともいえます。「夜更かしは肌に悪い」といわれるのも、成長ホルモンの分泌不足による「肌のトラブル」を指しているのでしょう。成長ホルモンの分泌を促し、その働きによって若々しい筋肉や肌を保ち、取り戻すには、よい眠りが欠かせないのです。

成長ホルモンが最も多く分泌される睡眠時間

成長ホルモンは、睡眠中の午後11時から午前2時の間に最も多く分泌されます。睡眠中に均一に分泌されるのではなく、寝ついて2時間以内の深い眠りの時にどっと分泌されます。例えば、夜更かしをしたり、長く寝つけなかったりすると、分泌量が少なくなることが明らかになっています。

アンチエイジング、成長ホルモン分泌の活性から見る質の高い睡眠とは、次のグラフから読み解くことができます。最も分泌が盛んな午後11時から午前2時に睡眠を取った場合(グラフ上)に比べ、朝7時から15時まで睡眠を取った場合(グラフ下)は、明らかに成長ホルモンの分泌量が減っていて、一日の総分泌量も少ない状態です。

成長ホルモン分泌と睡眠

□23時～7時に睡眠を取った場合(グラフ上)は睡眠中の成長ホルモン分泌が一日のうち最大値となり全体の分泌量も多い

□7時～15時に睡眠を取った場合(グラフ下)はグラフ上と同等時間数の睡眠にかかわらず、成長ホルモンは活性化されず、全体の分泌量も少ない

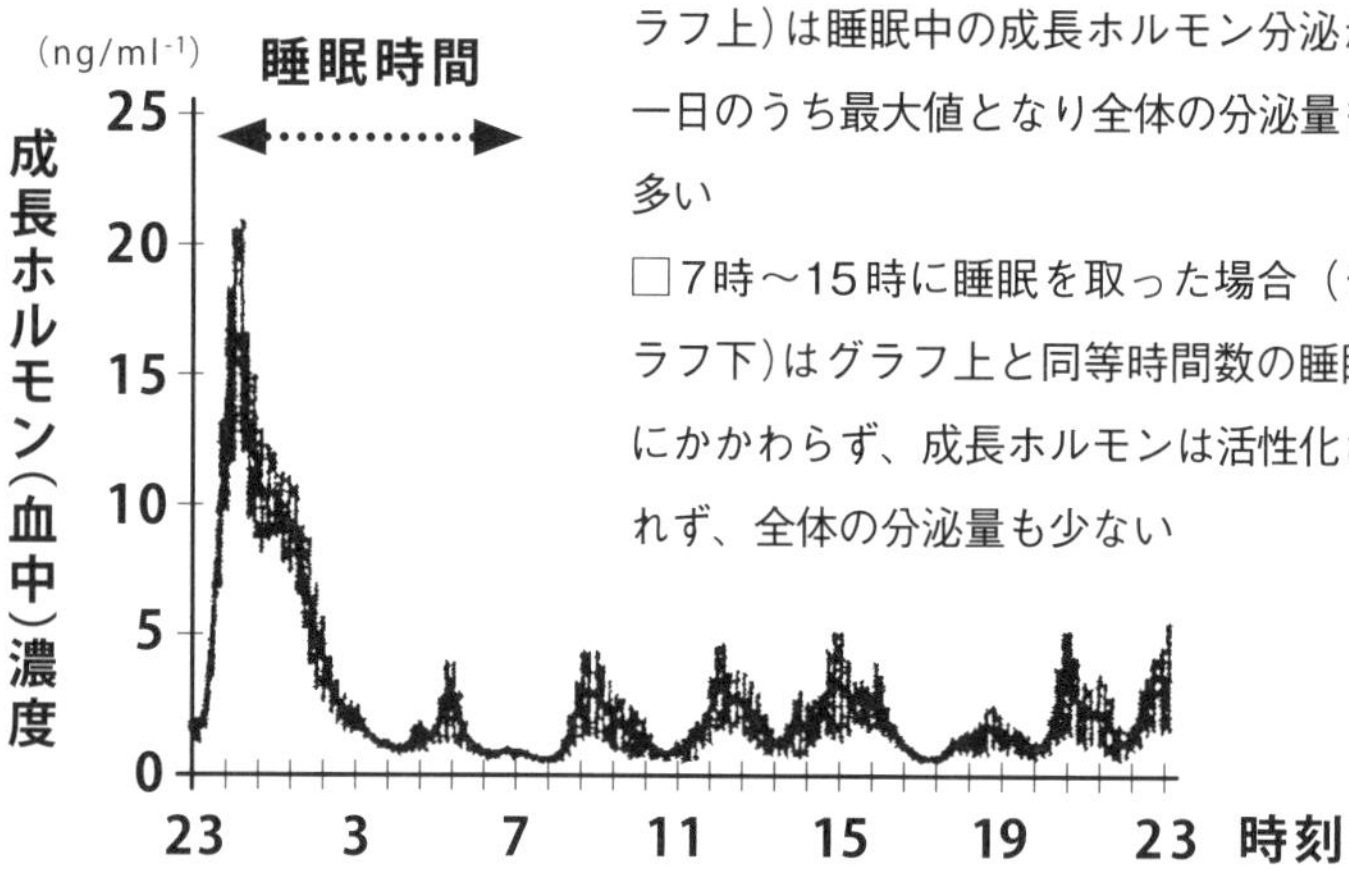

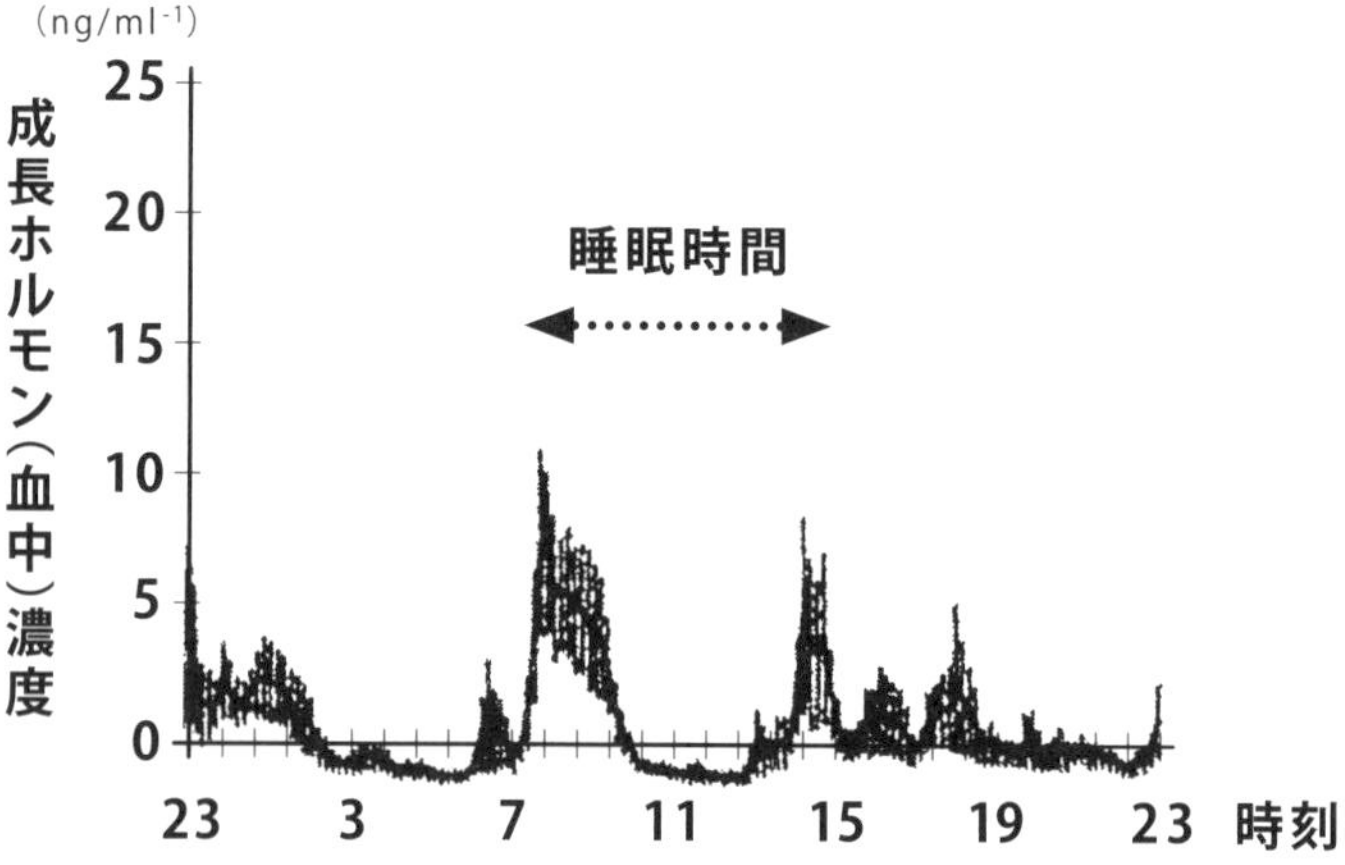

『睡眠学』高橋清久編　より

レム睡眠とノンレム睡眠

睡眠には、音楽と同様にリズムがあります。**睡眠のリズムは約90分周期**で、以下の4段階に分けられます。

段階1―ごく浅いノンレム睡眠　段階3―浅いノンレム睡眠
段階2―深いノンレム睡眠　段階4―レム睡眠

睡眠は入眠後、このような4つの段階を踏みます。レム睡眠は、Rapid Eye Movement(REM)に由来する名称で、この段階でよく夢を見ることが知られています。6時間眠る人は、このリズムを4回繰り返し、8時間眠る人は5回繰り返すというわけです。そして、レム睡眠が終わるころが最も目覚めやすいポイント、すなわち、中途覚醒しやすいタイミングです。**睡眠の中でも、最初の2段階、すなわち寝入ってからの3時間が最も重要**だといわれています。特に、深いノンレム睡眠は、脳の疲労回復と修復に大きな役割を果たします。だからこそ、寝入りに起こされることになると、その日の睡眠は台なしになってしまうのです。また反対に、前の日に極端な睡眠不足をしていたとしても、最初の2段階が順調であれば、かなり回復するものです。

この**深いノンレム睡眠期には、成長ホルモンが分泌される**ことがわかっています。「寝る子は育つ」という諺は、医学的に確固たる裏づけがあるのです。そして成長ホルモンは幼少期だけでなく、中高年になっても若さと健康維持のために大切な役割を果たすことは前述の通りです。

中高年から高齢期になると、男女問わず誰しもが、眠りが浅くなるといいます。医学的には、これを睡眠障害といいますが、これには「寝つきが悪い」などと表現される入眠障害と「目が覚めやすい」などといわれる中途覚醒の二つがあります。これらは単独で見られることも、合併して見られることもあるようです。

寝る時間のベストは5サイクル

睡眠にはリズムがあり、約90分周期でレム睡眠・ノンレム睡眠を繰り返しています。**このサイクルは最低でも4サイクル、理想は5サイクル7時間〜8時間**といわれます。目がすっきりと覚めやすいのはサイクルの間です。

老化に伴って、入眠障害や中途覚醒が起こりやすくなりますが、レム睡眠が減るのが特徴です。個人差がありますが、40代後半〜50代あたりからこういった何らかの睡眠についての悩みが発生することが多いようです。一般に眠りが浅くなるというのは、このレム睡眠がサイクルの中で相対的に少なくなることで感じられるものです。

ちなみに、5サイクルを最もよいサイクル数としたのは、死亡率の観点からです。ひと晩7時間睡眠が最も長生きという研究結果をまとめたのは、名古屋大学の研究グループです。この研究によると睡眠時間ごとの死亡率は7時間が最も低く、これより長く、あるいは短くなるほど高くなることがわかりました。7時間の人に比べて、4時間以下の人は男性で1・62倍、女性で1・60倍、10時間以上の人は男性で1・7倍、女性で1・92倍高かったのです。

メラトニンと睡眠――メラトニンとは

メラトニンは、脳にある松果体の司令で分泌されるホルモンで、暗い夜と明るい昼間の情報を受けて睡眠と覚醒のサイクルを制御します。メラトニン分泌には、日内変動があり、真っ暗な夜間、睡眠中に分泌され、朝目覚めて網膜に光を感じると分泌が停止します。

松果体より夜間に血中に分泌されるメラトニンは、**昼夜情報の伝達物質としての作用**を持ちます。これまで一般的には、松果体に特異的なホルモンといわれてきましたが、近年、脳や脊髄、網膜、水晶体、蝸牛、消化管、精巣、卵巣、皮膚、骨髄、リンパ球においても産生されることが明らかにされました。しかし、血液中のメラトニンは、哺乳類においてはそのほとんどが松果体の司令をうけて分泌されます。

メラトニンはレム睡眠（「夢を見る段階」）を抑制することなく、鎮静剤や睡眠薬のような副作用を起こすこともありません。また、メラトニンは睡眠の質を高める効果が期待できますが、一般の睡眠剤にその作用はありません。このような働きがあるので、メラトニンは不眠治療に用いられるほか、時差ボケの解消にも利用されています。

メラトニンは概日時計の調整役

私達に備わっている体内リズム（概日時計《がいじつ》）は、25時間周期です。メラトニンは、この概日時計を外界の24時間周期に同調させています。メラトニンによる調節がなくなると、概日時計は25～26時間にセットされたまま外界とどんどんズレてしまうことになります。

松果体および血中のメラトニン濃度は昼間に低く、夜間に高いといった明瞭な日周変動を示します。メラトニンの夜間の分泌量は、加齢とともに減少します。メラトニンの分泌は1～3歳ごろまでが最も高く、思春期以降減少し、70歳を超えるとピーク時の10分の1以下にまでなります。

さらに、**夜間のメラトニンを減少させる最も強力な要因は光です。**足下灯などのわず

加齢に伴う血中メラトニン分泌の推移

□メラトニンは睡眠をつかさどり、抗癌作用、抗酸化作用もあるホルモン。
□免疫系を刺激し、感染症にかかるリスクを低下させる。
□強力な抗酸化作用がある。
□血中コレステロール濃度を低下させる。
□成人では20～30歳以降に急激に低下する。

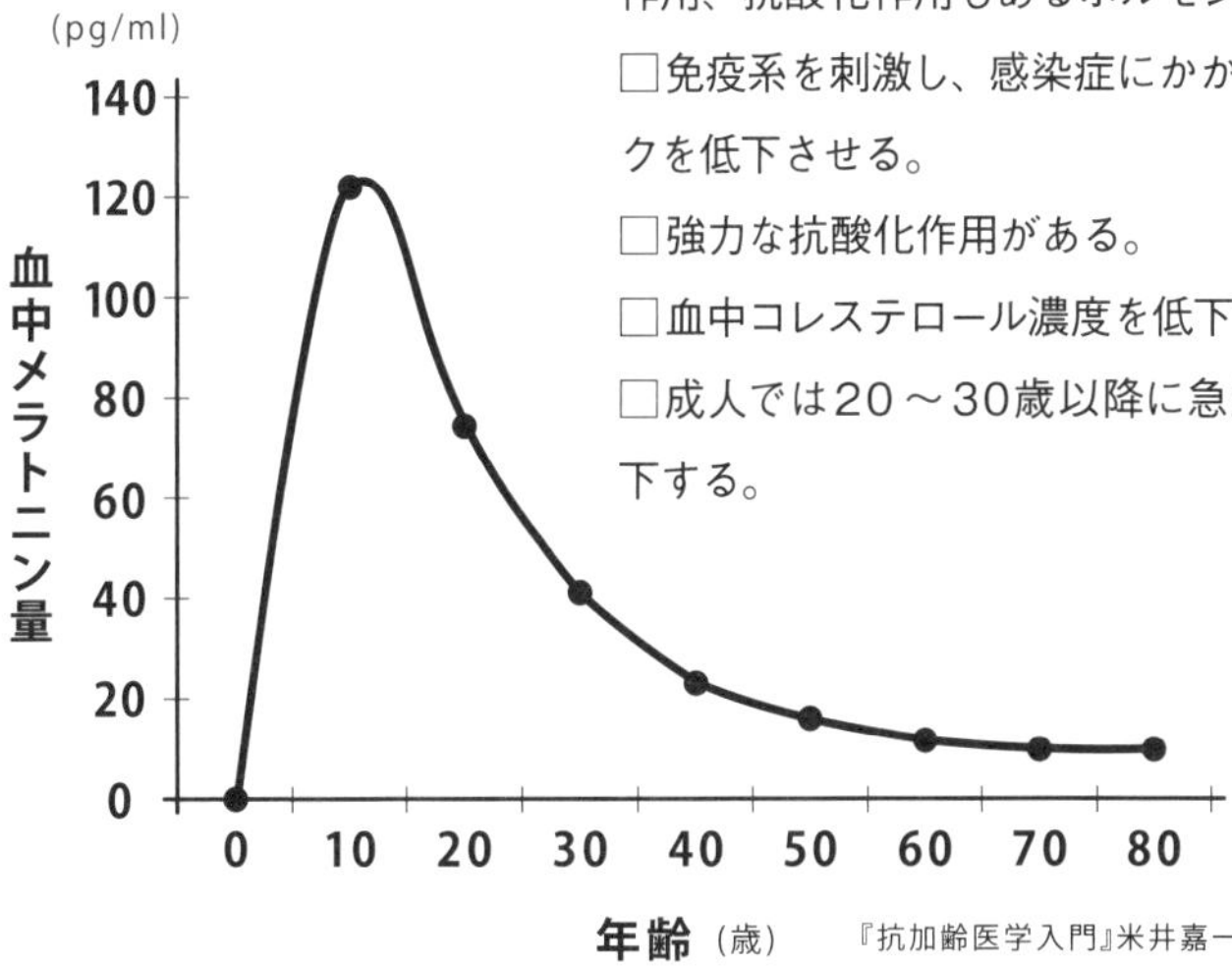

『抗加齢医学入門』米井嘉一著　より

かな光でも、網膜は感知してメラトニンの合成が抑制されます。光以外には、β―ブロッカー、ベンゾジアゼピン、非ステロイド性抗炎症薬、カフェインなどの薬物や電磁波によって、夜間のメラトニンの分泌が減少するという報告もあります。

メラトニンが減ると睡眠の質が低下する

加齢によってなぜ睡眠は浅くなるのでしょうか。前述のグラフのように、加齢に伴いメラトニンが減り（暗くなることで分泌されるメラトニンの分泌反応が悪くなる）、ピークあるいはトータル分泌量が大幅に減ってしまうことが最大の原因です。グラフのように加齢とともに、体が生産するメラトニンの量が低下するので、中高年は、若い人より睡眠障害が多く見られるわけです。

中高年者のこのような睡眠障害の原因は、加齢に伴うメラトニン分泌低下であり、脳幹の網様体と呼ばれる部位の生理機能の低下にあります。さらには、精神的ストレスがこれに加わり、寝つきの悪さを助長します。

ストレス対策の基本は休息であり、睡眠によってストレスによるダメージを回復させることにあります。そのためには睡眠の質が重要となります。

また、**メラトニンは、睡眠のためだけのものではなく、フリーラジカルの強力な除去剤**でもあることがわかってきました。

フリーラジカルとは、細胞内の目に見えない電子が不安定な状態を表します。細胞の電子はプラスとマイナスがペアになっていると安定しています、フリーラジカルは、ペアになっていない電子を抱え、非常に反応しやすくなっている原子や分子のことです。不安定な状態で他の原子や分子と反応しやすくなっているフリーラジカルの中には、電子のペアを作るために、他の分子から強引に電子を奪う過激分子もいて、その代表格が「活性酸素」です。アンチエイジングの研究では、**老化や癌はフリーラジカルによる細胞の変異がもとで起こることがある、という報告があります。メラトニンはこのような活性酸素を除去し、老化、病気の誘因を阻止してくれているようなのです。**

長寿と良質な睡眠は関係あり

アンチエイジングの研究の一つとして、１００歳を超えて認知症も癌もなく、その他大きな病気もなく、寝たきりでない、自立した生活を送っている方々を調査したことがあります。このようないくつかの百寿者《ひゃくじゅしゃ》の研究結果によっても、百寿を達成した人は睡眠障害を訴える率が少ない印象を受けます。

人生の3分の1近くを占める睡眠という行為は、健康な心と体を維持するために非常に重要です。睡眠の質が最も高い時に、脳細胞をはじめ体の諸細胞は疲労から回復し、皮膚基底層では細胞分裂は活性化、脳下垂体からは成長ホルモンが分泌されます。

睡眠には質がある

「よく眠れた」、「朝起きても疲れが残っている」などの経験は誰しもあるはずですが、睡眠には、時間だけでなく質があります。

睡眠の質を低下させる要因としては、ストレス、運動不足、過労、大量のアルコール摂取、肥満（睡眠時無呼吸症候群）、悪い睡眠環境、交感神経の緊張、そして松果体からのメラトニン分泌低下が挙げられます。

ぐっすり眠れる良質な睡眠は、放っておくといつの間にか加齢に伴って当たり前のことではなくなります。アンチエイジングの側面からも、良質な睡眠を維持する努力を心がけて下さい。加齢によって睡眠の質がどうしても下がりますが、意識的に質を上げ、保持する工夫が大事なのです。その工夫は、環境、時間、質の向上の三つからなります。

メラトニンを使って睡眠の質を上げる

前述のようにメラトニンは網膜が光を受信しない状態になると松果体から分泌が始まり、光を受けるとその分泌が止まるという性質があります。この性質を生かして、まずは自分自身のメラトニン分泌を高める工夫をしてみましょう。

朝明るい光を浴びることは、この点で意義があります。朝の太陽光を浴びることによって、目の網膜からの刺激が脳の松果体に伝わり、メラトニン分泌が止まります。**メラトニン分泌を朝にきちんと止めることが、約14時間後、次のメラトニン分泌を促すことに**

なります。

そのために、睡眠環境を整えることも大切です。**必ず部屋は真っ暗にして眠り、朝になったら太陽光を体いっぱいに浴びることができるように寝室を整えます。太陽光を浴びられないのであれば、人工照明で代用できます。**

＜メラトニン分泌を促す生活療法＞

朝目覚めの時に光を浴びる
運動
ストレス対策
食事、サプリメント

＜自分自身のメラトニン分泌を促す眠り方いろいろ＞

①夜はブルーライト（パソコン、ＬＥＤ）を浴びない。
②午後11時ごろに寝る、午前6時ごろに起きる。
③毎朝、決まった時間に起きる。

④昼はブルーライト(日光)を浴びる。

成長ホルモンの分泌が活発になり始める午後11時ごろに寝て、スムーズに眠りに就き、午前2時ごろまでぐっすり(深く)眠る、というのが「正しい早寝」といえます。それでは、「正しい早寝」を身につけるコツをお教えしましょう。

◎寝たい時間帯にメラトニンの分泌を高める
◎心身を休息モードにする
◎体を温めておく

以上の三つで、メラトニンのリズムと成長ホルモンの分泌リズムを一致させて、すっきり快眠を目指し、老化をはね返しましょう。

整えましょう。あなたの睡眠環境

メラトニン分泌と睡眠

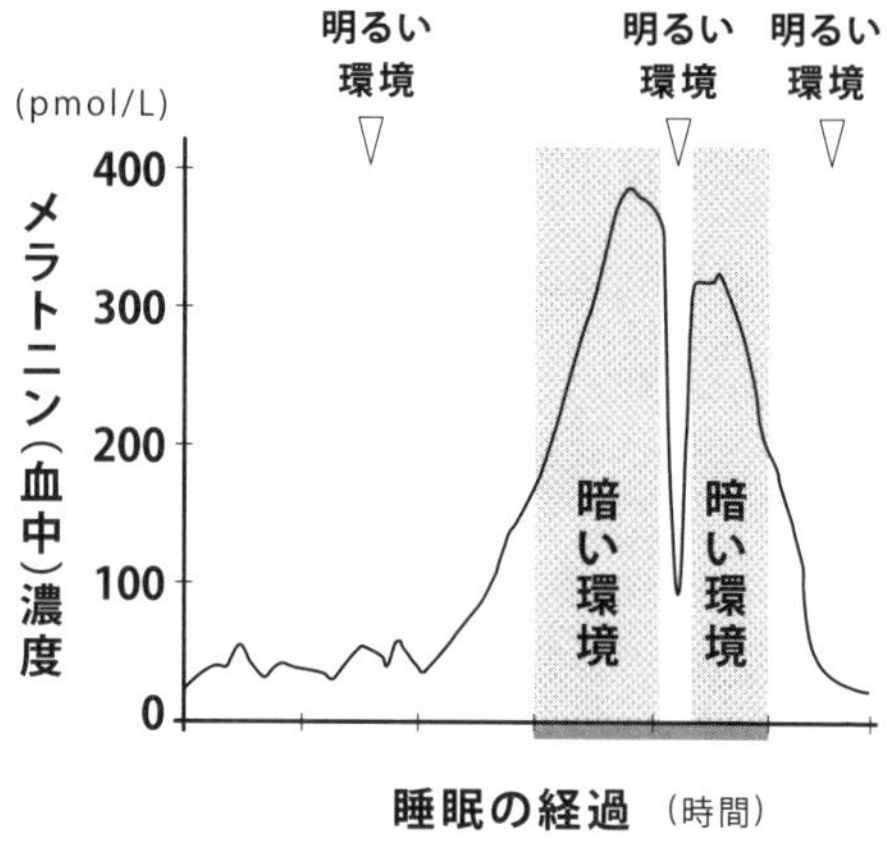

『睡眠の生理と臨床』神山潤著　より

□明暗に反応するメラトニンは、暗くなると分泌される。睡眠中でも明るさを感じているので、部屋の照明や電化製品の灯りなどでも反応しメラトニン量が激減する。一度明るさに反応し減少したメラトニンは、再び寝入ってもなかなか上昇しない。

ぐっすりと眠れない、途中で起きてしまう、眠れないといった症状を慢性化させないためには、規則正しい生活習慣や栄養バランスの取れた食事を摂り、適度な運動を心がけることが大切です。また、心と体の疲れを取り、寝るための快適な環境を整えることも重要になります。

不適切な環境とは、周囲の騒音、明るい照明、不快な温度や湿度、寝具の不具合などです。睡眠環境を整備することは他の要因の是正に比べ、わりと容易なので、睡眠障害に悩む方は、まずここから始めるのがよいでしょう。騒音を阻害し、部屋を暗くして、寝室が快適になるようエアコン、加湿器、防塵装置などを準備します。そして寝心地のよいパジャマ、枕、寝具、ベッド、もしくはふとんをそろえましょう。

<睡眠の質を上げる工夫の一例>

◎睡眠時は照明を真っ暗に。冷蔵庫の光、電化製品の光などにも網膜は反応するので、視界に入るところから遠避けること。
◎室温は18℃~25℃。湿度40~60%。
◎とにかく眠る（睡眠の時間を十分に確保する）。
◎副交感神経を刺激する。

◎夜になってからカフェインを摂らない。↓18時以降コーヒー飲まないというルールを設けましょう。
◎ストレスを癒して眠りに就く。↓ストレスがあるとストレスホルモンであるコルチゾールが分泌され眠れません。コルチゾール分泌は寝る前の状態のストレスに左右されます。よって浅い眠りの元凶であるコルチゾールは昼間の問題でもあります。悶々としないように昼間のストレス発散に努めましょう。
◎なるべく音のない静かな空間にする。↓睡眠中は音にも反応します。家電製品の音などもよくありません。
◎口呼吸していないかチェックする。↓鼻呼吸がおすすめです。

良質な睡眠を得るさまざまな工夫

深部体温を上げる

就寝時の体温変化をモニターすると、入眠時に深部の体温低下が見られ、この変化が寝つきのよさに関連します。睡眠前に深部体温を1℃程度高めることにより体温が下がりやすくなり、寝つきがよくなります。

私達は体温が下がる時に寝つくので、体温を下げられるように、就寝前にぬるま湯でゆっくり入浴して体温を上げるのが有効な方法です。深部体温を1℃上げるためには、39℃のお湯に20分間浸かるのが目安。ちなみに運動で1℃上げるのは大変です。サウナなら手軽に深部体温を上げられます。60〜65℃で20分間が目安です。サウナで汗をかくのがちょっと苦手…という方はお風呂に。シャワーではリラックス効果が十分ではないので、湯船に浸かりましょう。

睡眠と栄養

寝る前に摂るべき栄養素としては、適度な糖分、カルシウム、アミノ酸のトリプトファンがおすすめです。具体的な食品としては、ホットミルク、バナナなどで、バナナにはメラトニン様物質が含まれるので特にいいでしょう。

安眠に大切なアミノ酸はグリシン

前述した炭水化物：タンパク質・脂質＝6：2：2のバランスで、タンパク質が不足しているな、と思ったら、アミノ酸のサプリメントを検討してもよいでしょう。

アミノ酸には、自分の体内で作り出せず食事から必ず摂る必要がある必須アミノ酸と、体内で合成できますが、さまざまな働きがあるため、食事からも摂取したい非必須アミノ酸があります。アミノ酸は生命の源ともいわれ生命にとって不可欠な栄養成分です。

太古の時代から地球に存在し、生命の誕生に深いかかわりがあると考えられています。

このアミノ酸が集まってタンパク質になります。

私達にとって大切な栄養素の一つ、タンパク質は、20種類のアミノ酸のさまざまな組み合わせからできています。肉や魚など食べ物のタンパク質は、まずアミノ酸に分解されて、体内に吸収され、体の中で再びタンパク質に組み換えられるのです。

私達の体は60%が水、残り40%の半分がタンパク質などのアミノ酸でできています。このようにアミノ酸は体の組織を構成するとともに、体にとって重要な働きを担っています。

グリシンは、非必須アミノ酸の一つ

良質な睡眠の助けになるアミノ酸サプリメントに、グリシンがあります。グリシンは生物が誕生する前の太古の地球にも存在していたと考えられている、最も古いアミノ酸です。また、アミノ酸の中では分子量が最も小さく、体のあちこちでタンパク質の構成成分となっています。このなじみのあるものが、睡眠の質をよくしてくれることがわかったのです。

良質な睡眠のサプリメント

睡眠の質を高めてくれるグリシンをサプリメントとして摂取する場合は、寝る前に飲みます。なぜなら、アミノ酸のサプリメントは、食後2時間で体内で必要とされるからです。

そこで、**アミノ酸のサプリメントは、食間である午前8時、午後3時か、寝る前に当たる食後2時間、午後9時、午後11時あたりに飲むのが鉄則**です。

この時間帯にアミノ酸サプリメントを摂取すると、脳下垂体にもホルモン分泌の反応が届きやすく、最大の効果を発揮します。

食間あるいは食後いくつかの時間がある中で、**女性なら夜が断然おすすめ。**肌細胞増殖が最も活性する時間帯である夜は、材料となるアミノ酸を必要とする時間帯でもあります。夜の肌再生にアミノ酸が必須なのです。

脳下垂体にアミノ酸が回ると、成長ホルモンが合成されます。つまり成長ホルモンを十分に活性させるためにも、睡眠の質を高めるためにも、夜の摂取が欠かせないのです。

・4章・

成長ホルモンがグングン出るスロトレ

運動すると成長ホルモンが増える

運動を日常的に行うことは、加齢による体の変化に立ち向かう強力な武器になります。

運動療法は、脳下垂体からの成長ホルモン分泌を促し、インスリン様成長因子（ＩＧＦ－Ｉ）値を上昇させることも研究で確かめられています。これを受けて、スポーツ医学の先端分野では「どのようなトレーニング法を採用すればＩＧＦ－Ｉ値を効率よく上昇させることができるか」という課題のもとに研究が進められているほど、運動と抗加齢医学は密接に結びついているのです。

運動（体を動かすこと）はイコール、筋肉に刺激を与えることによって筋肉の成長を促すこと、といえます。

筋肉に刺激を与える方法は、次の三つです。

①運動（力学的刺激）　②ホルモンによる刺激　③神経による刺激

このような筋肉に刺激を与える方法を実践して、適切な筋肉トレーニングをすれば、成長ホルモンや成長ホルモンによって分泌されるIGF−Iというホルモン分泌量が著しく増えることが、研究で明らかになりました。

運動の種類と成長ホルモン増加

体を動かす運動にも、いくつかの種類があることは皆さんもご存じでしょう。ここでは、成長ホルモンの分泌を活性させるのに有効な、有酸素運動・無酸素運動と筋肉トレーニングについて見ていきましょう。

有酸素運動・無酸素運動

継続的で比較的弱い力が筋肉にかかり続ける時は、体内に蓄えられている体脂肪を燃焼させてエネルギー源として使います。その時燃焼材料として酸素が必要になります。この酸素を使って体脂肪を燃焼させながら行う運動を有酸素運動といいます。有酸素運動は、20分以上続けることで脂肪燃焼が効果的に起こります。エアロビクス、エアロバイク、ウォーキング、ゆっくりした水泳などが有酸素運動です。

反対に無酸素運動とは、酸素を使わないで原料を燃焼させる運動です。運動の種類としては、瞬間的に比較的強い力が必要な時の筋肉の反応です。この場合、筋肉に貯めておいたグリコーゲン（糖質）が主原料となり、例えば筋肉トレーニング、短距離走などが無酸素運動に当たります。酸素を必要としないので、短時間しか運動できませんが、筋肉を鍛えることができます。

有酸素運動の効果として、寿命を延ばす、体脂肪を減らす、心臓発作のリスクを減少させる、心機能を向上させる、成長ホルモン分泌を刺激するといった研究結果があります。

ペンシルバニア大学のウイリアム博士らの調査（1991年）によれば、中等度（「ややきつい」と感じる程度の運動強度：心拍数が100－120拍／分、最大酸素摂取量の50％程度）以上の有酸素運動が、成長ホルモンの値を140～266％増加させることが明らかになっています。

筋肉トレーニング

成長ホルモンの分泌を活性化させる効果的な運動として、筋肉トレーニングが挙げられます。筋肉トレーニングを行うと、明らかに体脂肪とコレステロールを減少させ、成長ホルモン分泌を刺激することがわかっています。

先述のウイリアム博士らの調査では、筋肉トレーニングによって血中の成長ホルモン分泌が誘発・刺激されることが確かめられました。成長ホルモンとＩＧＦ－Ｉ値を上げるためには、第2章で紹介した食事療法を単独で行うよりも、筋力トレーニングを合わせて行うほうが効果があります。

筋肉トレーニングで期待できる心身の変化は、次のようなものが挙げられます。

骨密度を高める／筋力を増強する／ケガを減らす／日常の動作を容易にする／感情をより安定させる／筋肉の萎縮を予防する／容姿を改善する／記憶力を維持する／脂肪分解を促進する

有効なトレーニング法は家でもできるスロトレ

では、成長ホルモンを上手に効率よく活性化させる筋肉トレーニングについてお話ししましょう。筋肉トレーニングというと、ジムで行われているような、ダンベルを持ち上げたりするトレーニングを思い浮かべるかもしれません。実は、**成長ホルモンを効率**

よく分泌させるには、もっと簡単で家でもできるトレーニングが最適です。
そのトレーニングは、「スロートレーニング」、あるいはレジスタンストレーニング、通称〝スロー筋トレ〟と呼ばれる筋肉トレーニングです。

スロートレーニングは、非常にゆっくりと、途切れることなく行う運動の仕方です。完全に直立したり、ヒザを曲げきったりして、ヒザ関節や体勢をロックさせないようにするのがポイント。体を動かす際、1回1回途切れさせずに、一連の動きのように行います。

中でも、セット間のインターバル（休息）を短くし、1セット目、2セット目、3セット目と徐々に負荷を軽くして行う「マルチバウンテージ法」によって、成長ホルモンが最も分泌されることが研究で明らかになっています。

成長ホルモン分泌を最も効率的に促すトレーニングのポイントは、

◎負荷は最大筋力の半分でよい（きつすぎる筋トレはかえってストレスになる）

◎動作はゆっくりと中断せずに（太極拳的動作）
◎セット間のインターバルを短縮する
ということです。

若返りホルモンを増やすこの三つのポイントを意識しつつ、きつい筋トレより「スロトレ」を行うほうが、ホルモン分泌を効果的にアップできるということを覚えておきましょう。

空腹時と食後の運動は避けよう

空腹でいると体は飢餓状態と認識します。このような状態で体が酷使されると、体にとって大きなストレスとなります。ストレスを感じると副腎から糖質コルチロイドという物質が分泌されますが、このホルモンが分泌されると、筋肉や骨が分解されてしまいます。つまり、**何も食べずにお腹が空の状態で、スロトレをはじめとする一連の運動を行うのはあまりよくないということになります。**

食事の直後もNG

空腹の状態で運動を行うのは、ストレスホルモンを分泌させるため、避けたほうがいいという一方で、食後すぐの満腹な状態でトレーニングを行うのもNGです。

なぜなら、満腹になった状態だと胃や腸などの消化器系を働かせるために、副交感神経が活発になっている状態にあります。このような体は神経が運動できる状態になっていないのです。**適切にホルモンが反応するには、食事をした後すぐのトレーニングを控えましょう。**

＜スロトレプログラム＞

それでは、実際に毎日の習慣にしたいスロトレを紹介する前に、スロトレの三つのポイントを説明します。

1 短い時間で軽い負荷

スロートレーニングのポイントは、前述したように動作の終了時にヒジ・ヒザの関節、体の姿勢を最後まで伸ばしきらないことです。こうすることで、筋肉の中の血流を制限するため、普通の筋トレよりも短時間・軽い負荷で相応の効果が出ます。

2 動作がラクだと感じるようではNG

スロトレは短時間・軽い負荷が特徴ですが、動作がラクだと感じるようでは効果がありません。鍛えたい部分に効いているかどうかは、負荷をかけている部位がだるくなったり、熱く感じたり、パンと張ったように感じたりするかどうかです。このような感覚があればトレーニング効果が得られています。

3 休憩を入れる

それぞれのトレーニングによって成長ホルモンを効果的に分泌するには、6～8時間間隔を空ければ、1日2回でも可能です。しかし、強めの運動をした後は、休んで筋肉組織の回復を待つのが基本となります。

ヒザつき腕立て伏せ

ヒザをついて強度を下げたプッシュアップ

回数 10～20回を目安に

呼吸 大きく息を吸いながら両腕を曲げ、大きく吐きながら伸ばします。

ポイント 5秒で曲げ、5秒で上げるのが基本。曲げたところから始め、「両腕を伸ばして曲げる」を1回のサイクルとしてカウントしましょう。成長ホルモンをより多く出すには、30秒ずつの休息を入れて、2セット目は3分の2、3セット目は半分の回数を目安に合計3セット行いましょう。

①ヒザをついて、うつ伏せになり、肩幅の1.5倍くらいの位置にスタンスを取り、両手を床につける。手先の方向はまっすぐ前方に。

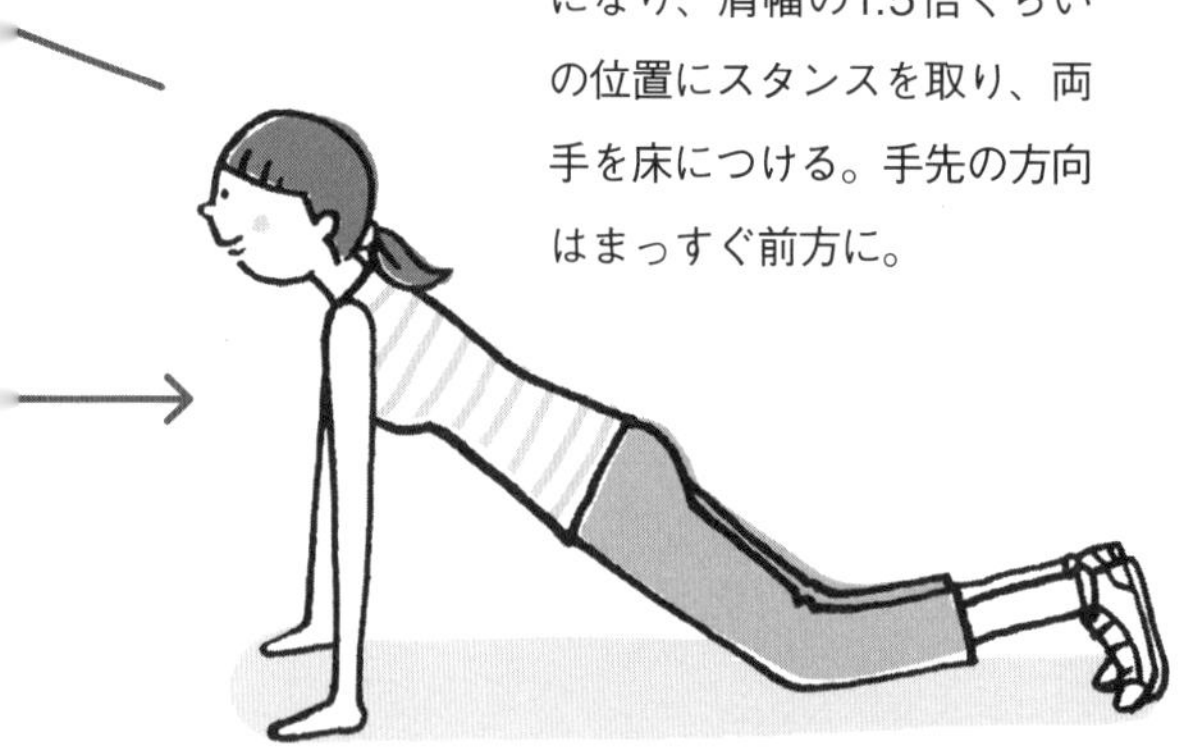

例えば、1セット目が18回なら、2セット目は12回、3セット目は9回が目安になります。

②1～5を数えながら、胸、腰、ヒザが一直線になるようにしたまま、ゆっくり曲げていく。

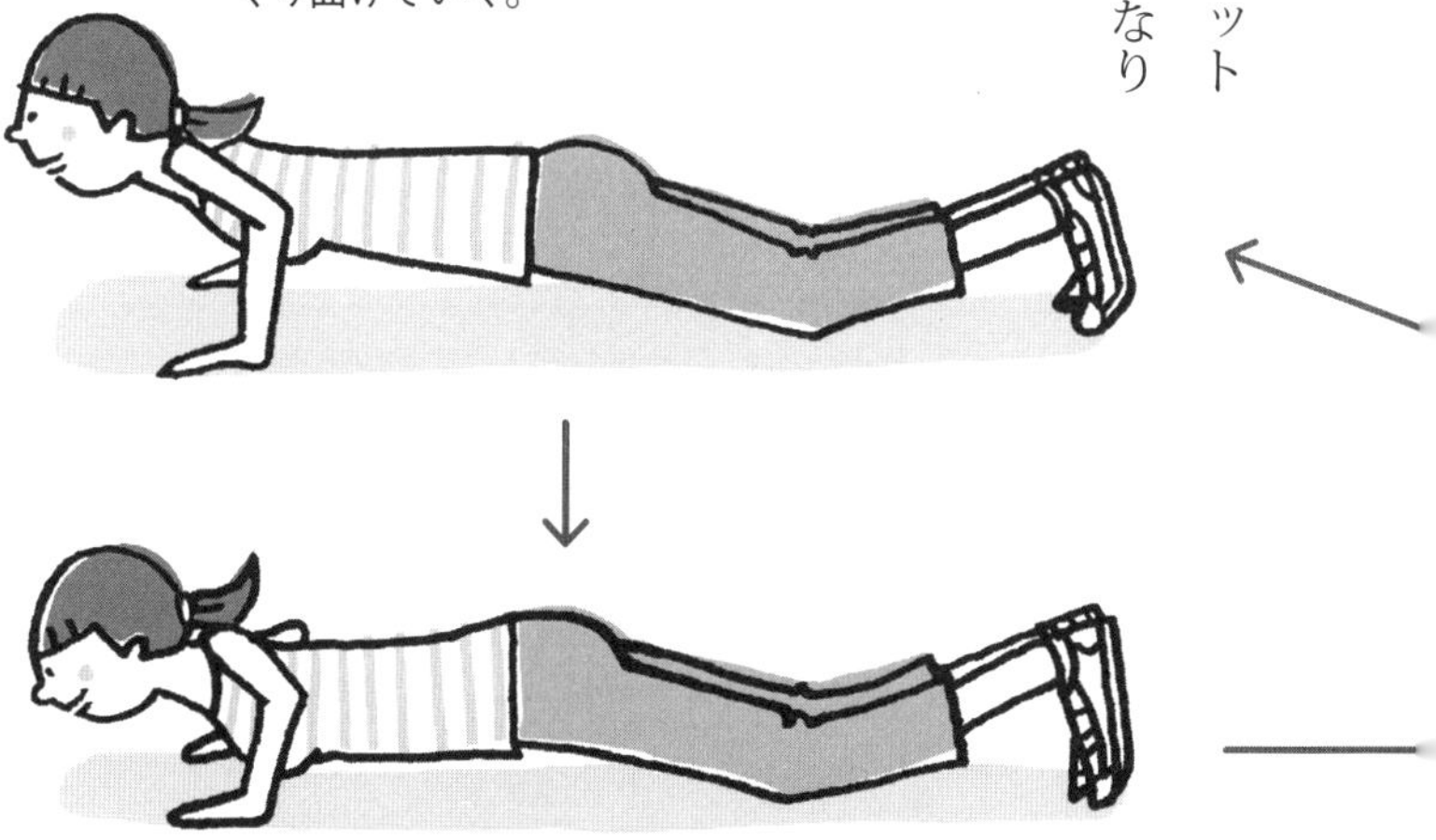

③胸がつくくらいまでヒジを曲げきること。曲げきったら、1～5まで数えながらゆっくり両腕を①の姿勢に戻す。

スロトレ腹筋運動

効き目抜群の理想的なクランチ

回数 10〜20回を目安に

呼吸 頭を起こす時に強く吐き、戻す時に大きく吸います。

ポイント 足を固定すると腰を痛めるので避けましょう。ひと続きの動作で、5秒で上体を曲げ、5秒で戻すゆっくりペースを心がけましょう。休息は30秒間入れて、2セット目を3分の2、3セット目を半分の回数を目安に、合計3セットを行います。

①背中全面が床につくように仰向けになる。足の裏を床につけ、胸の前で腕を組んで、ヒザを90度に折る。

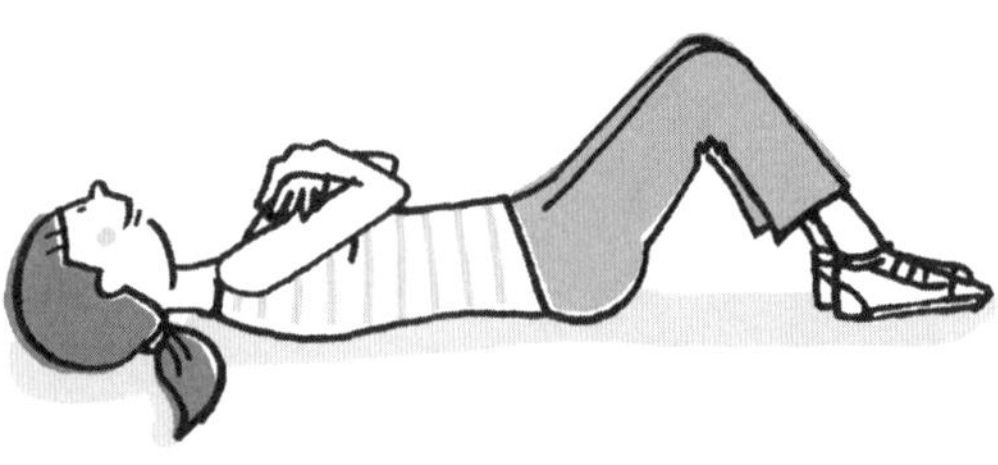

②息を吐きながら、おへそをのぞき込むように上体を起こしていく。背骨を一つひとつ床からはがすようにゆっくり体を起こして、同じ時間をかけながら、ゆっくり元の体勢に戻していく。きつければ、最初は肩甲骨が床から少しでも浮けばOK。視線は必ずおへそへ向けるように。

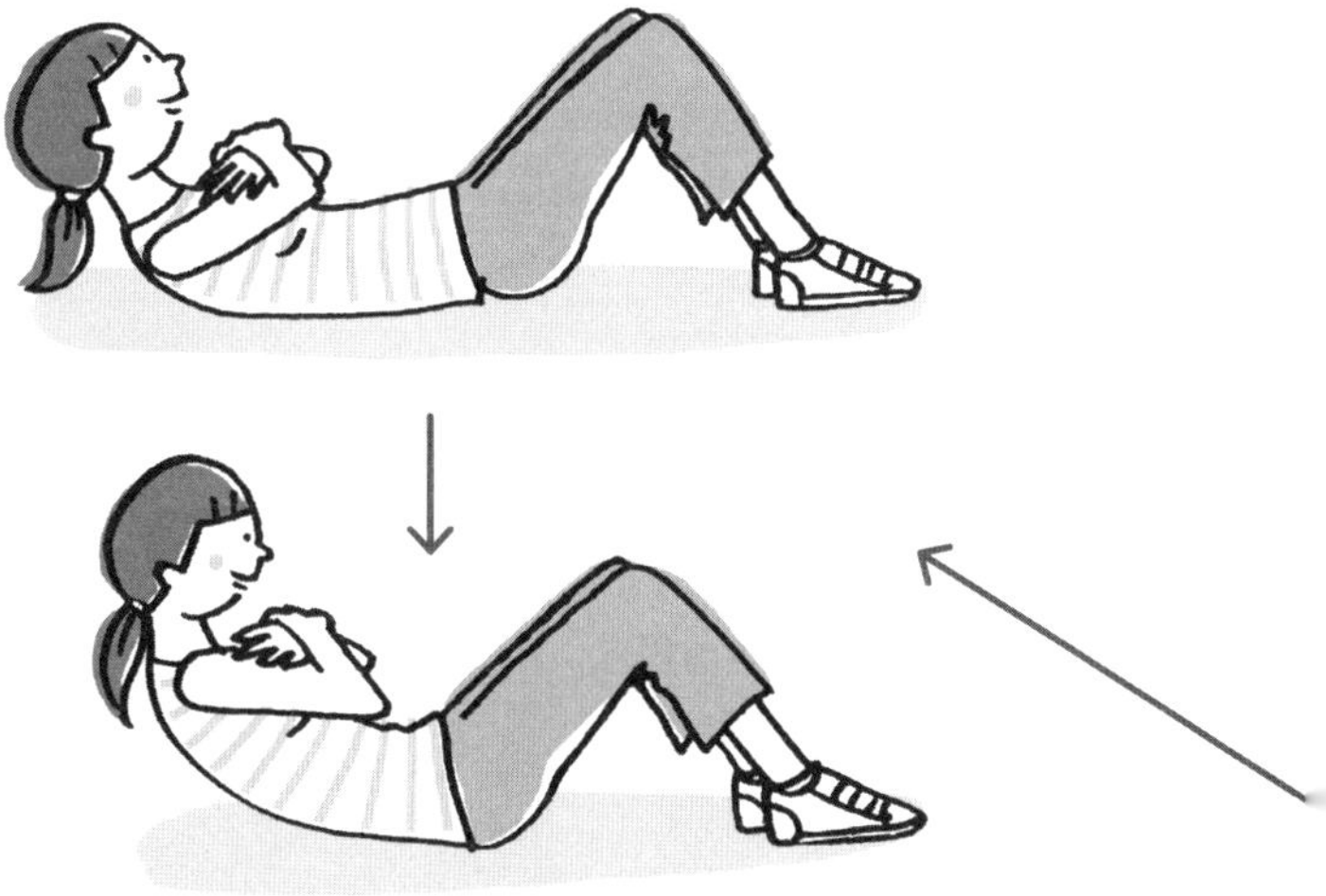

手の位置はどちらでもOK

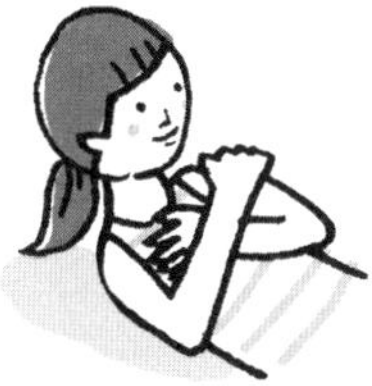

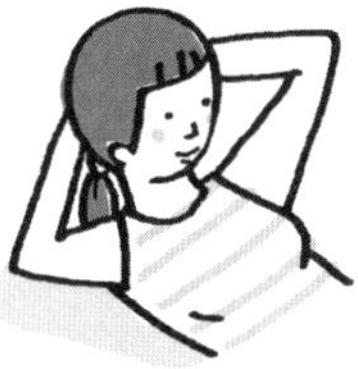

胸の前で手をクロスさせても、耳から後頭部あたりを手をセットしても、どちらでも大丈夫。ポイントはいずれの位置でも、手で反動をつけないこと。

ヒザの胸寄せ

腹直筋に効かせて下腹の緩みを解消する

回数 10~20回を目安に

呼吸 ヒザを胸に引き寄せる時に吐き、伸ばす時に吸います。

ポイント 5秒で引きつけ、5秒で戻すゆっくりペースで曲げ伸ばしのひと続きの動作を行います。30秒間の休息を入れて、2セット目を3分の2、3セット目を半分の回数を目安に、合計3セット行うと効果的です。足を戻した時、床にカカトをつけずに連続して行うと強度が増します。

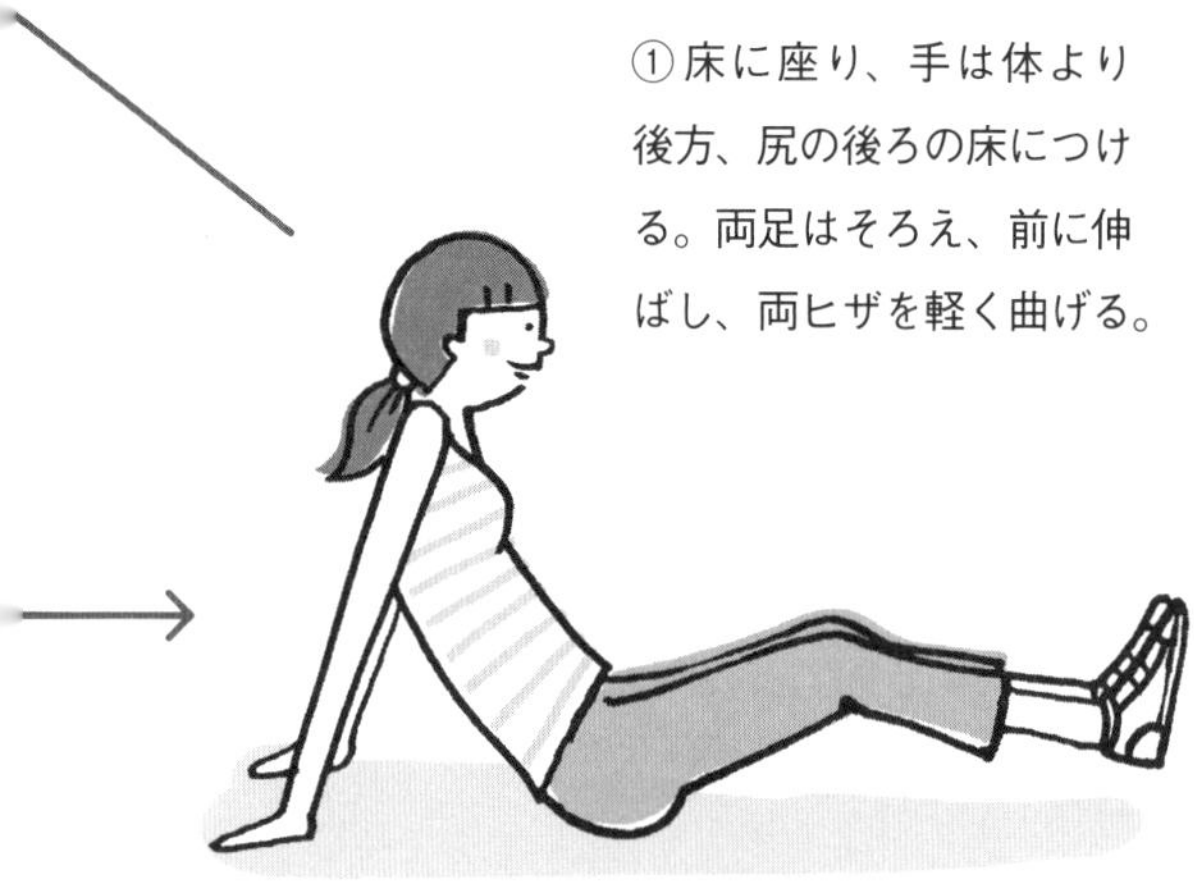

①床に座り、手は体より後方、尻の後ろの床につける。両足はそろえ、前に伸ばし、両ヒザを軽く曲げる。

②お腹の下のほうを意識しながら、足を引き上げる。脊柱を丸めておくと腹直筋を収縮させやすい。

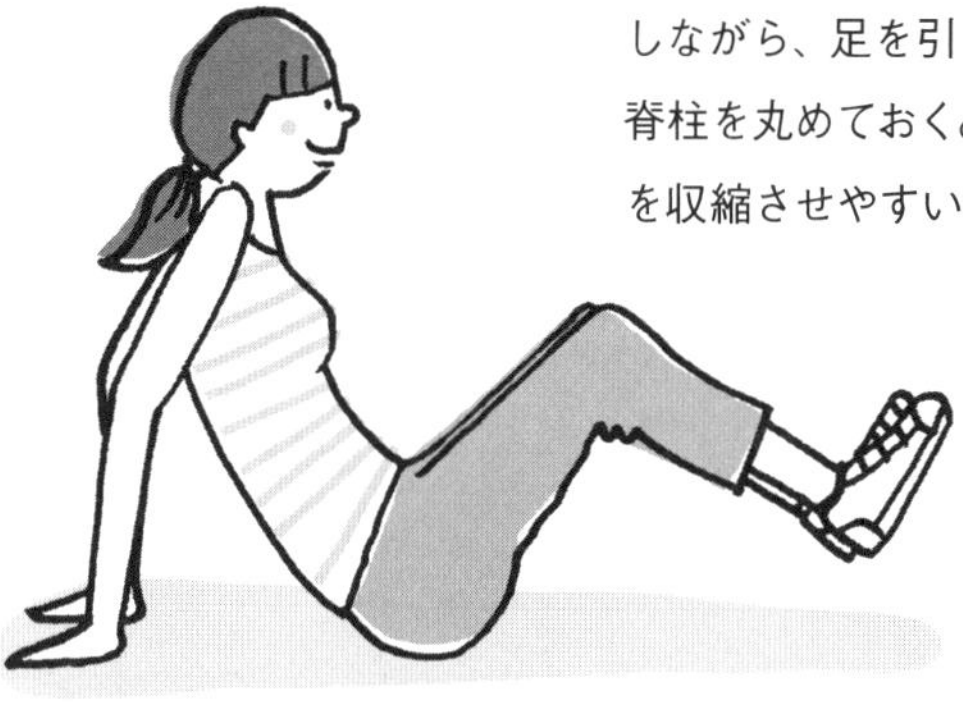

③ヒザを胸につけるようなイメージで、足を体へと引きつける。ヒザを引きつける時、同時に上体を起こすようにする。引きつけた後、ゆっくり①の姿勢に戻す。

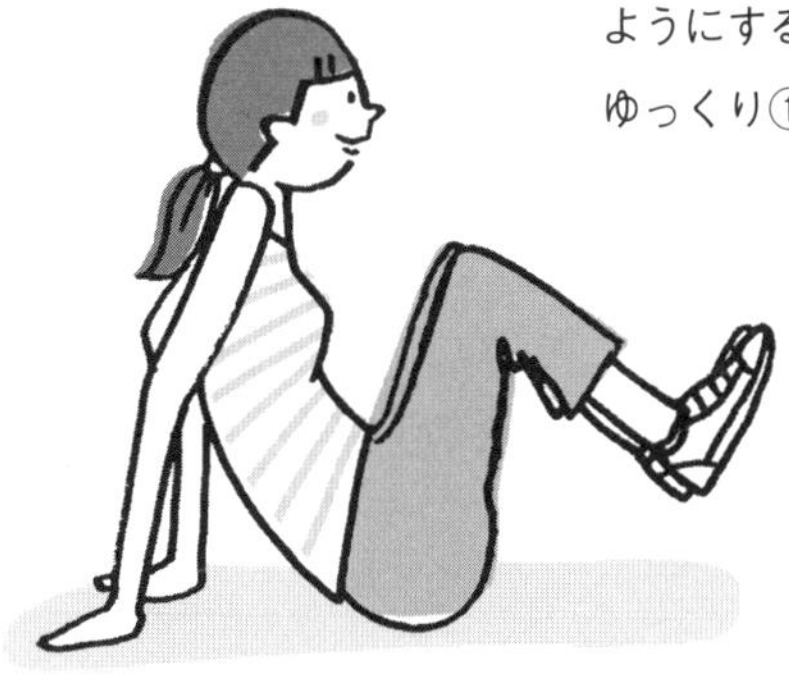

チェアニートゥチェスト

イスに座ってできる腹筋に効くスロトレ

回数 10〜20回を目安に

呼吸 ヒザを胸に引き寄せる時に吐き、伸ばす時に吸います。

ポイント 5秒で引きつけ、5秒で戻すゆっくりペースで引き上げ下げのひと続きの動作を行います。30秒間の休息を入れて、2セット目を3分の2、3セット目を半分の回数を目安に、合計3セット行うと効果的です。

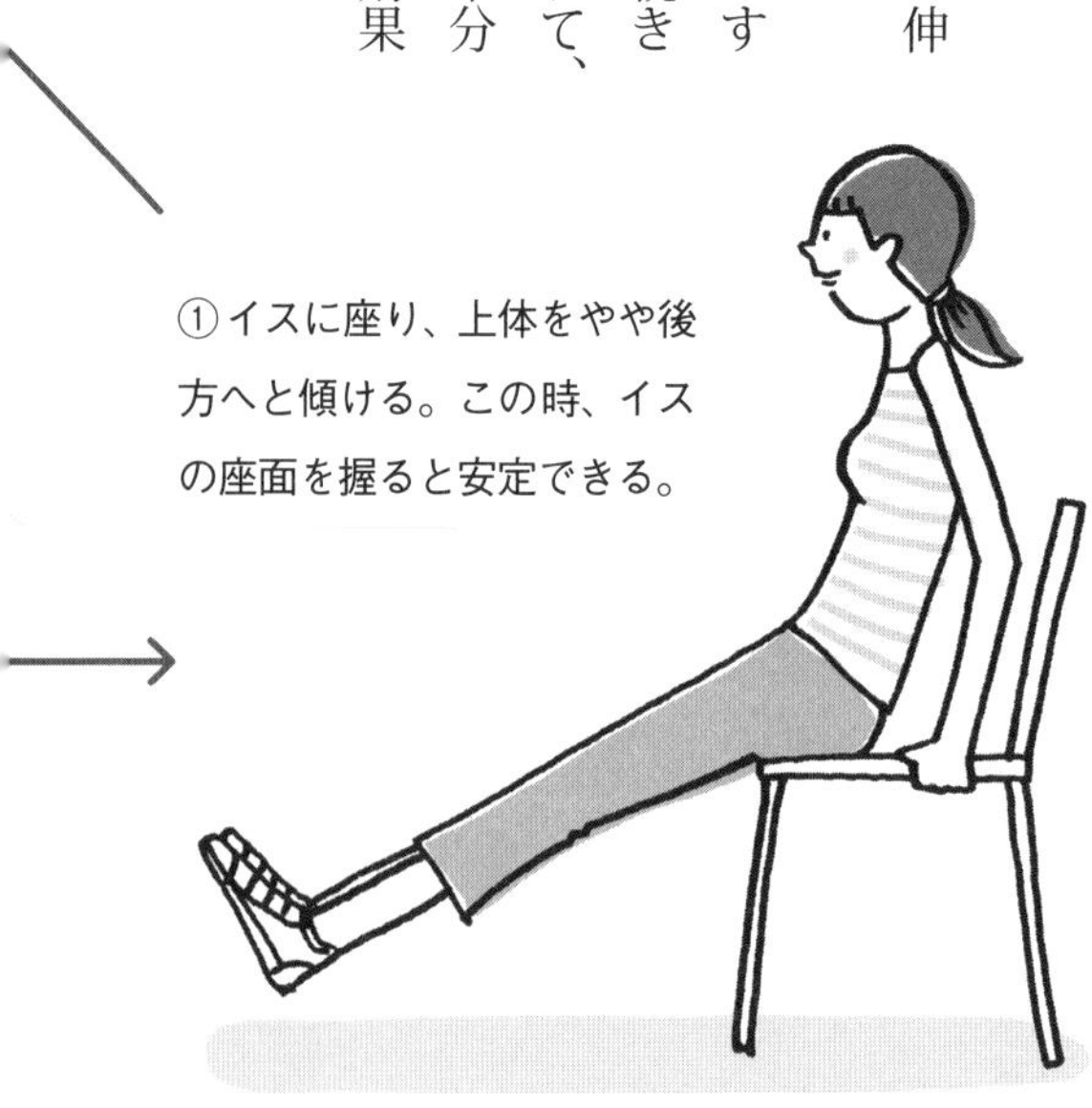

①イスに座り、上体をやや後方へと傾ける。この時、イスの座面を握ると安定できる。

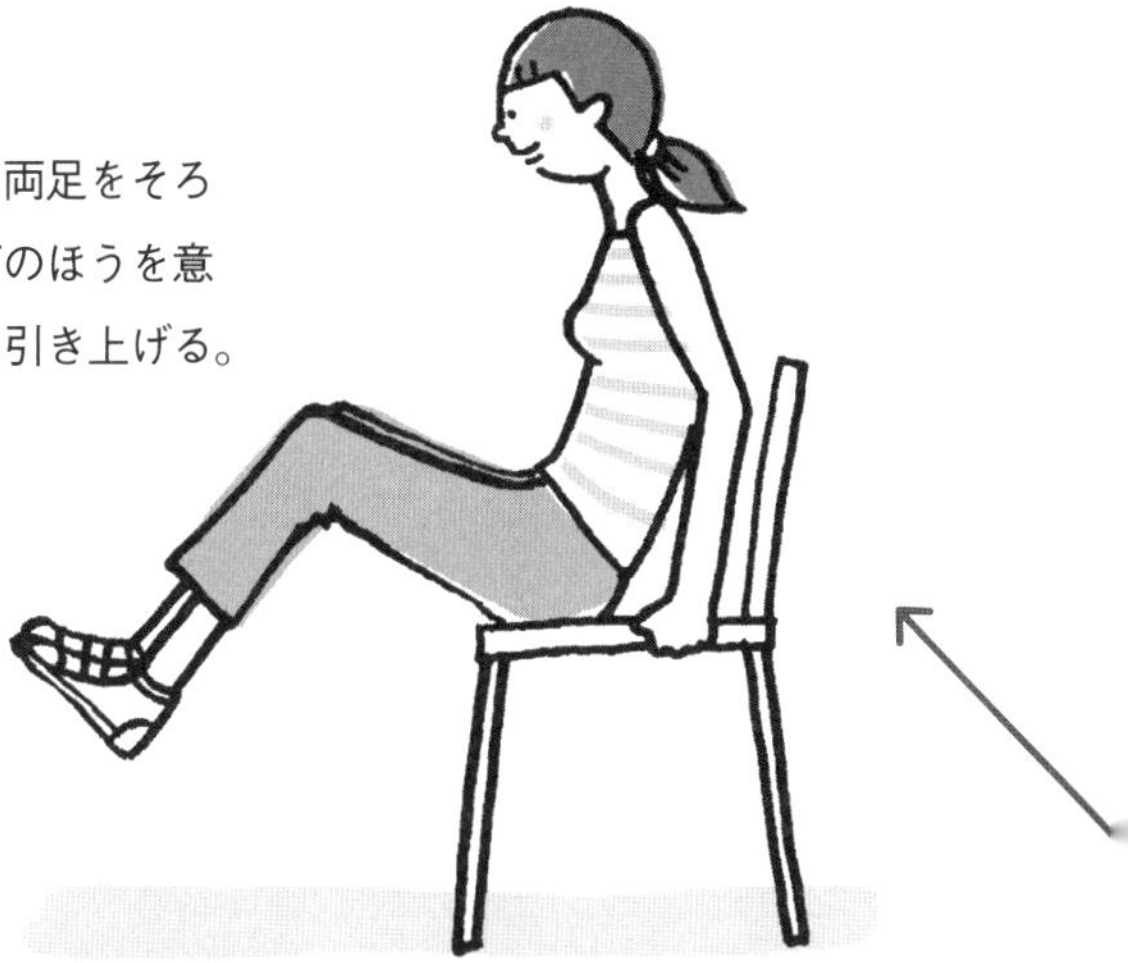

②脊柱をある程度丸め、両足をそろえて浮かせる。お腹の下のほうを意識しながら足をゆっくり引き上げる。

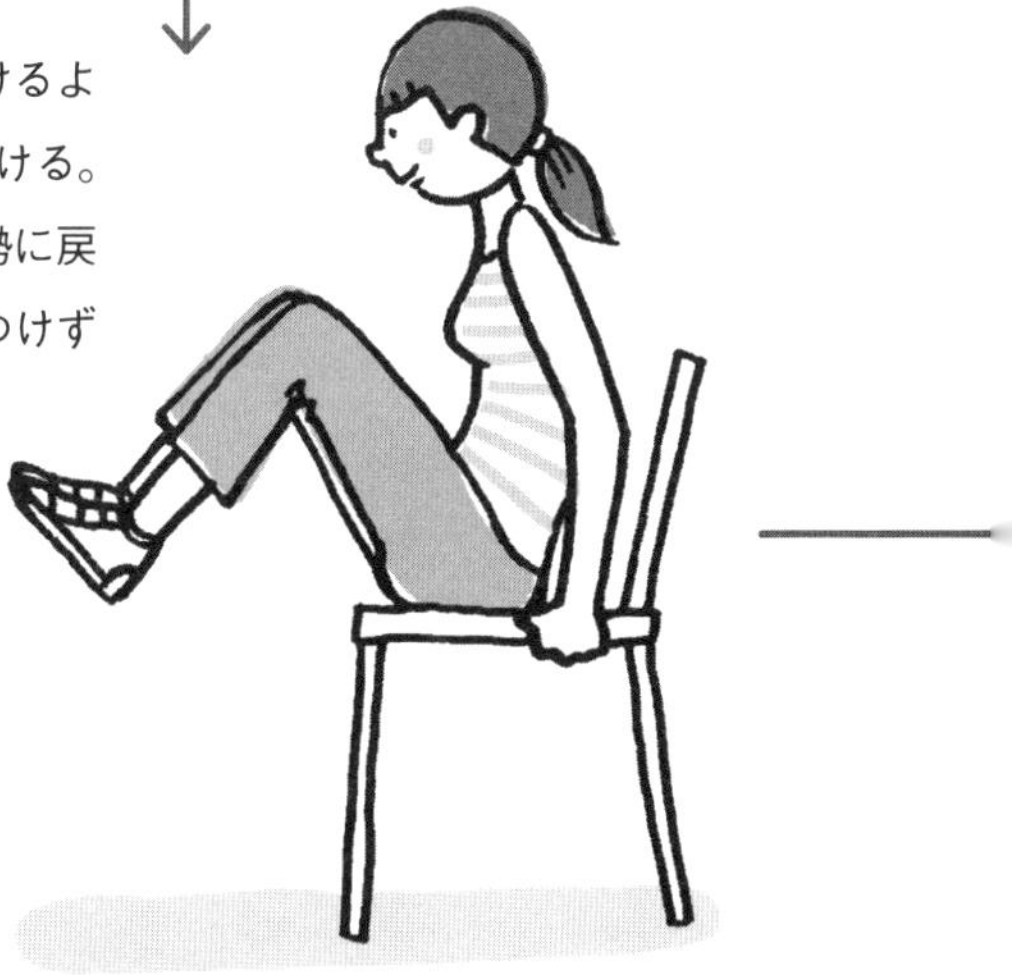

③そのままヒザと胸をくっつけるようにして、足を体へと引きつける。引きつけたらゆっくり①の姿勢に戻す。戻す時に、床にカカトをつけずに連続して行うと強度が増す。

タオルを使ったラットプルダウン

トレーニング強度をタオルで上げたスロトレ

回数 10〜12回を目安に

呼吸 タオルを下げる時に吐き、引き上げる時に吸います。

ポイント 5秒で引きつけ、5秒で戻すようにゆっくり行います。肩関節の回旋性などもよくなると同時に、広背筋にも効かせることができます。

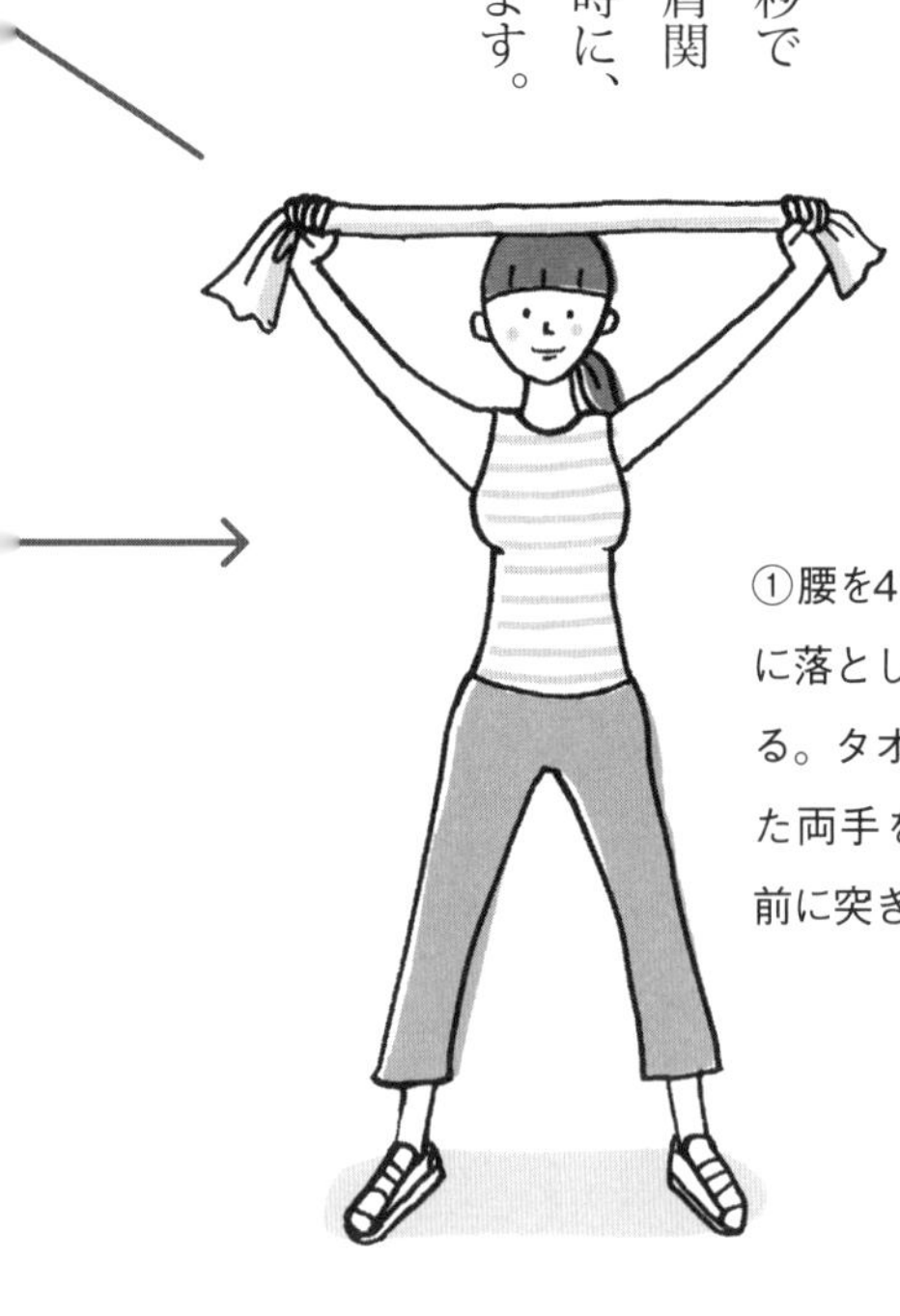

①腰を45度くらいに落として胸を張る。タオルを握った両手を上げて、前に突き出す。

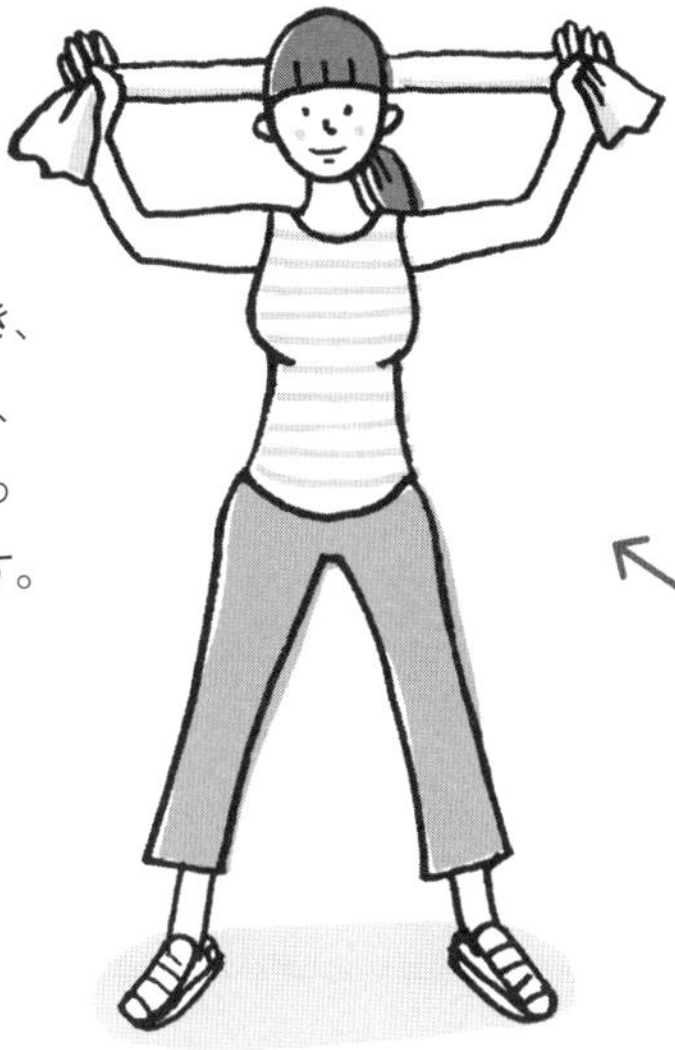

②タオルを左右に引き、上半身の角度を保ち、肩甲骨を意識してゆっくりと腕を後ろに回す。

↓

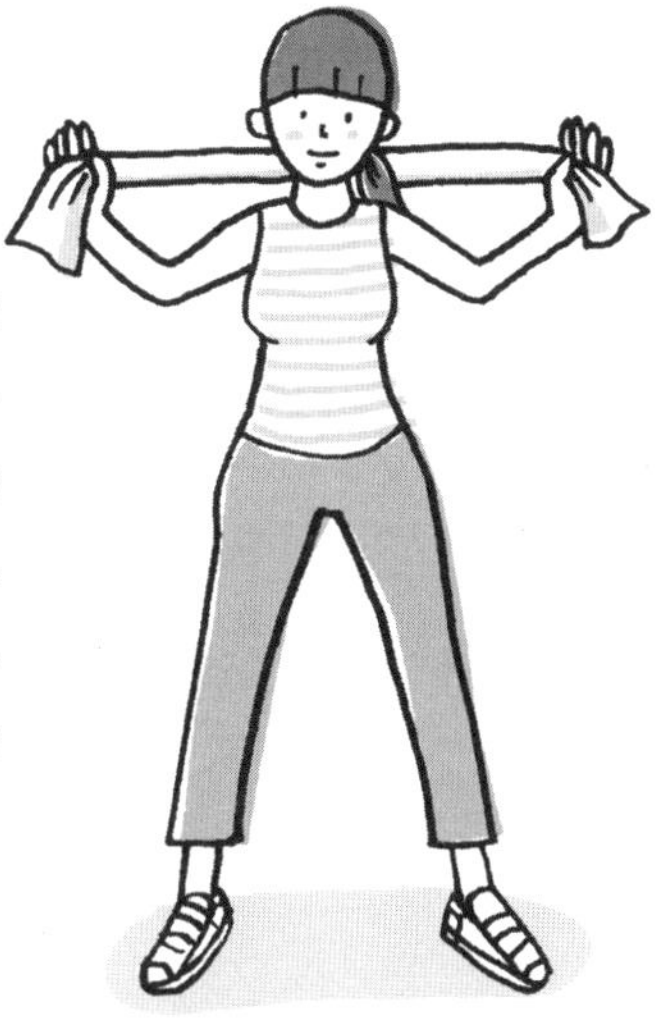

③そのまま左右の肩甲骨を寄せるように腕を下ろし、タオルを首の後ろまで持ってくる。下ろしきったら、ゆっくり①の姿勢に両手を引き上げる。

パラレルスクワット

大きな筋肉から小さな筋肉まで総合的に鍛えられる

回数 10～20回を目安に

呼吸 ヒザを伸ばす時に吐き、しゃがむ時に吸います。

ポイント 曲げ伸ばしの動作をゆっくり行うのが最大のポイント。初めは5秒で曲げ、5秒で立ち上がるようにします。慣れてきたら、5秒で曲げ、立ち上がりに10秒かけます。しゃがむ時は、ヒザ頭がつま先の真上よりも前に出ないように注意しましょう。

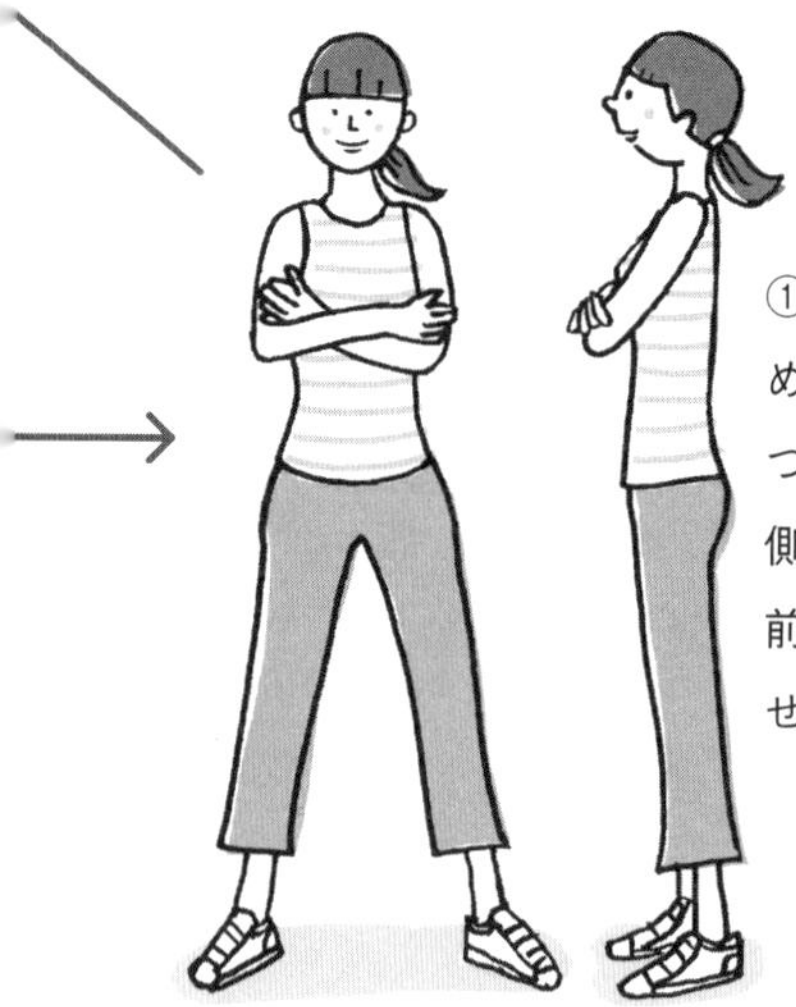

①肩幅よりやや広めに足を開いて立つ。足先はやや外側へ向ける。腕の前で両腕を交差させて組む。

②背筋を伸ばしたまま、ゆっくりとヒザを下ろす。ヒザは足先と同じ方向になるように、つまり、ややガニ股気味になるのが正解。

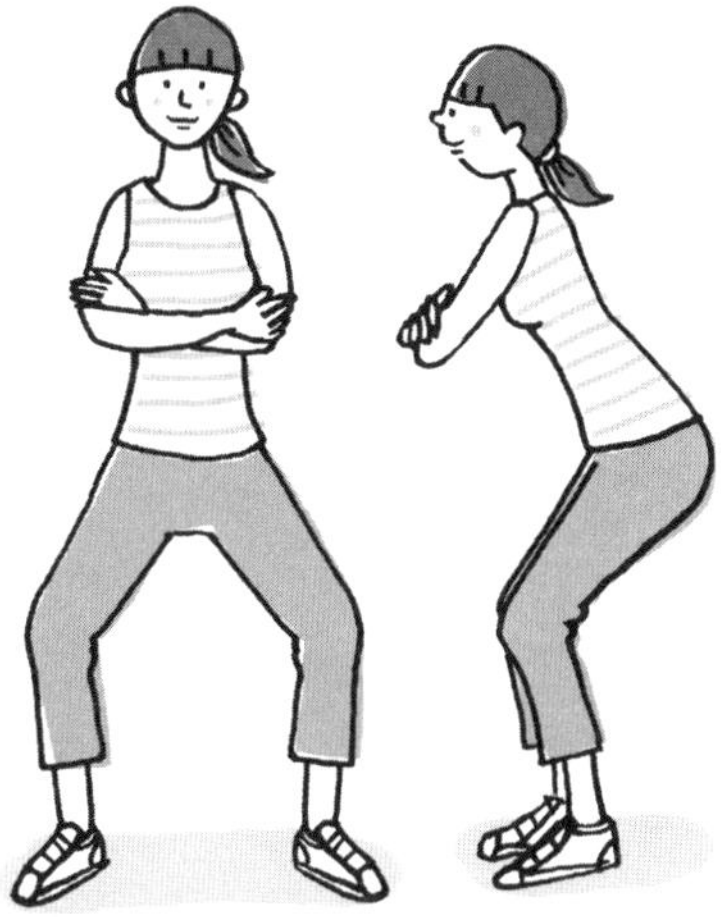

③太モモの裏側が床と並行になるまでゆっくり下げる。お尻を後ろに突き出すイメージで、ヒザをつま先より前に出さないように心がける。できるだけヒザを前方に出さずに、その場に座るように重心を落とすのがコツ。ヒザを曲げきったら、ゆっくりと①の姿勢に戻す。立ち上がる時には、ヒザを伸ばしきらないようにする。

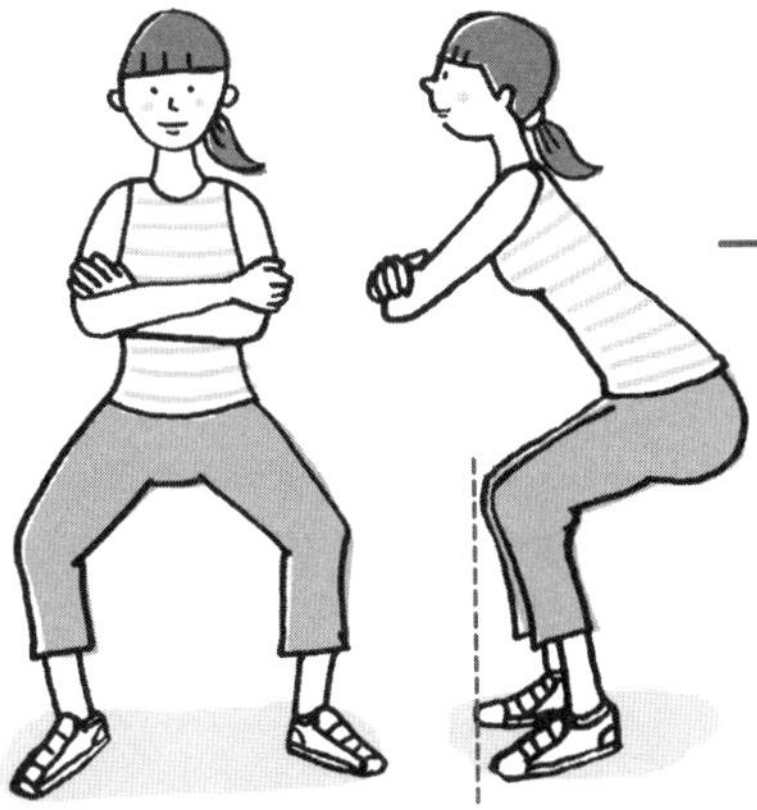

静的なスロトレランジ

踏み出した足を着地したまま行うランジ

回数 片足10回、左右交互で20回を目安に

呼吸 しゃがむ時に吸って、吐きながら元の高さに戻します。

ポイント 歩行するために必要な筋肉全体を鍛えることができます。慣れてきたら、歩幅を広げて強度を上げていきます。

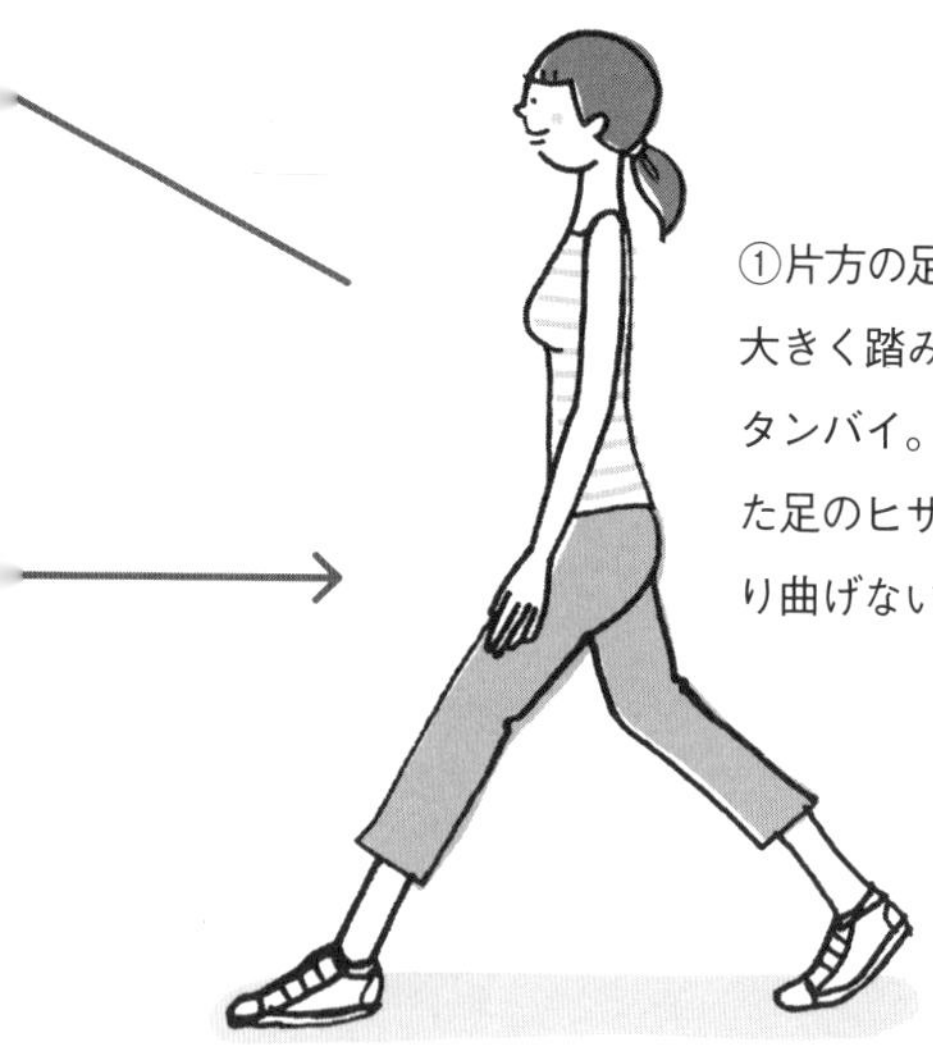

①片方の足を前方に大きく踏み出してスタンバイ。踏み出した足のヒザはまだ折り曲げないように。

②背すじは伸ばしたまま重心を真下に下げるようにして、両ヒザをゆっくり折り曲げていく。

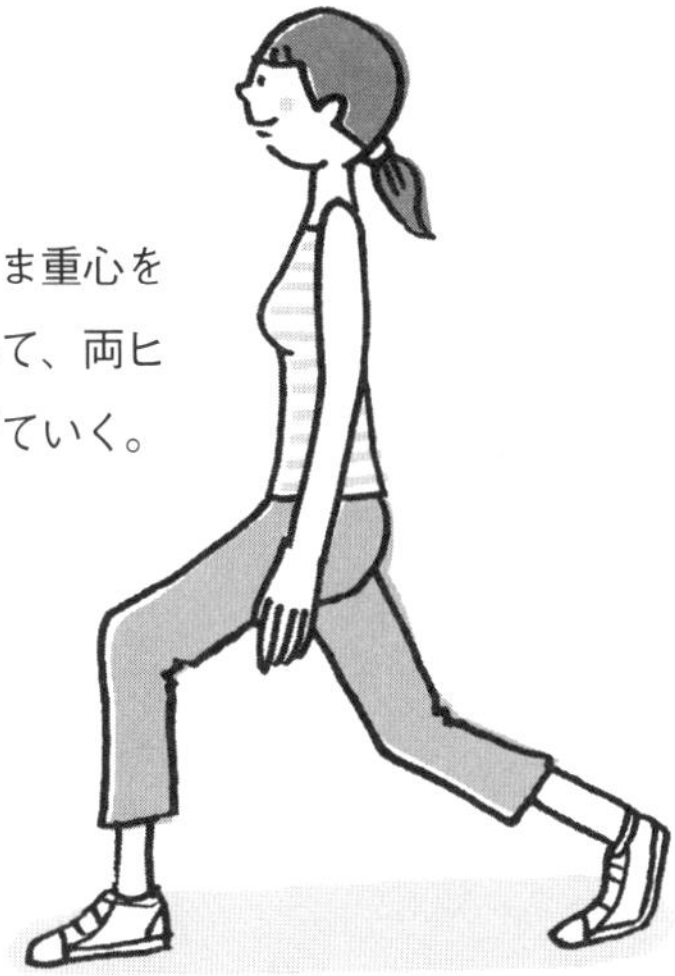

③後ろ足のヒザから足首が地面と平行になるまで深く、ヒザを折りたたんで、またゆっくりカウントしながら元に戻す。

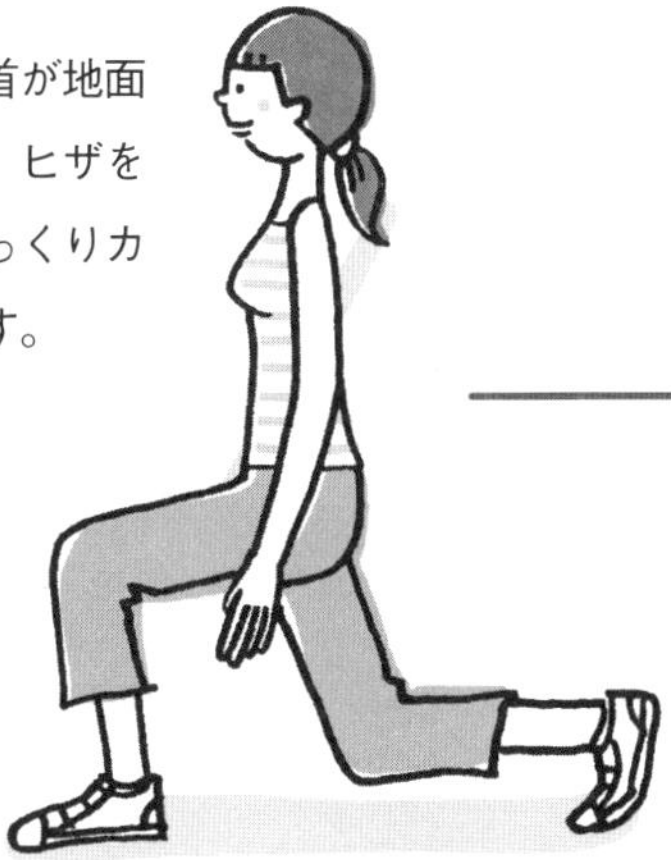

イスを使ったワンレッグデッドリフト

若々しく見える美しい後ろ姿が手に入る

回数 10～20回を目安に

呼吸 上体を倒す時は吐き、戻す時に吸います。

ポイント 美しい後ろ姿に欠かせない背中からお尻の筋肉に効くスロトレ。骨や他の筋肉を補佐し、姿勢や動作を維持するために働く筋肉も鍛えられます。きついけれど、ゆっくり呼吸を止めずに行いましょう。

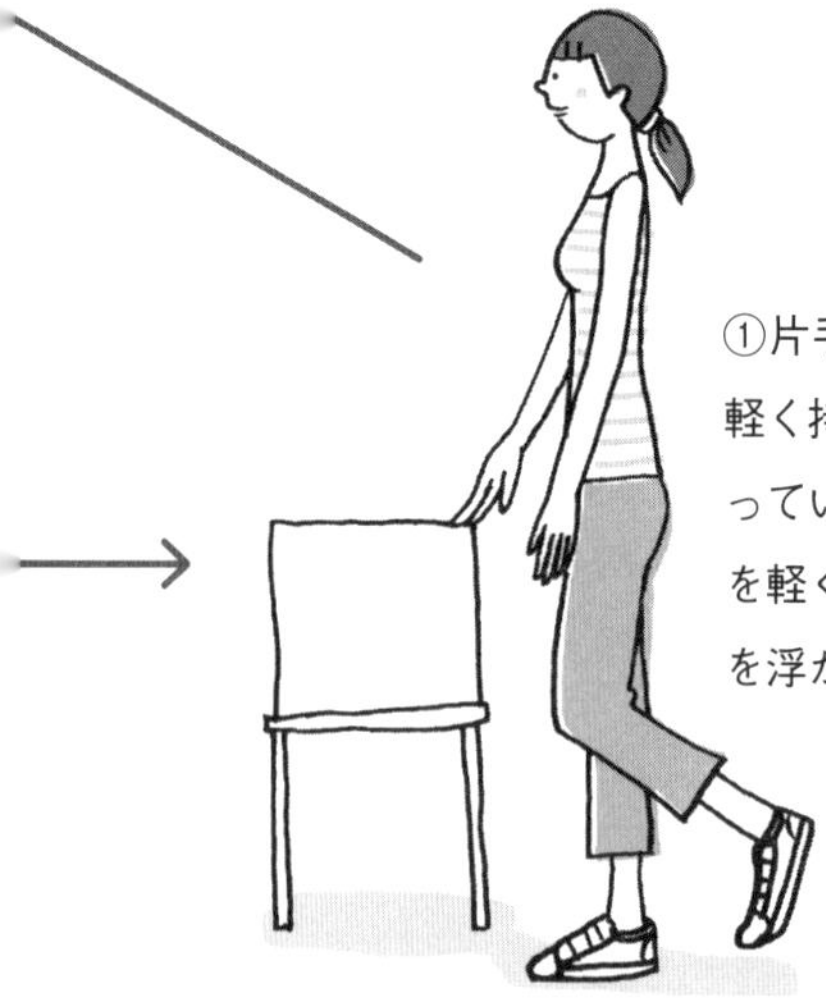

①片手でイスの背を軽く持ち、イスを持っていない側のヒザを軽く曲げ、少し足を浮かせる。

②そのまま上体をゆっくり前に倒す。イスを持った手はバランスを取るだけにとどめ、腕の力は抜く。

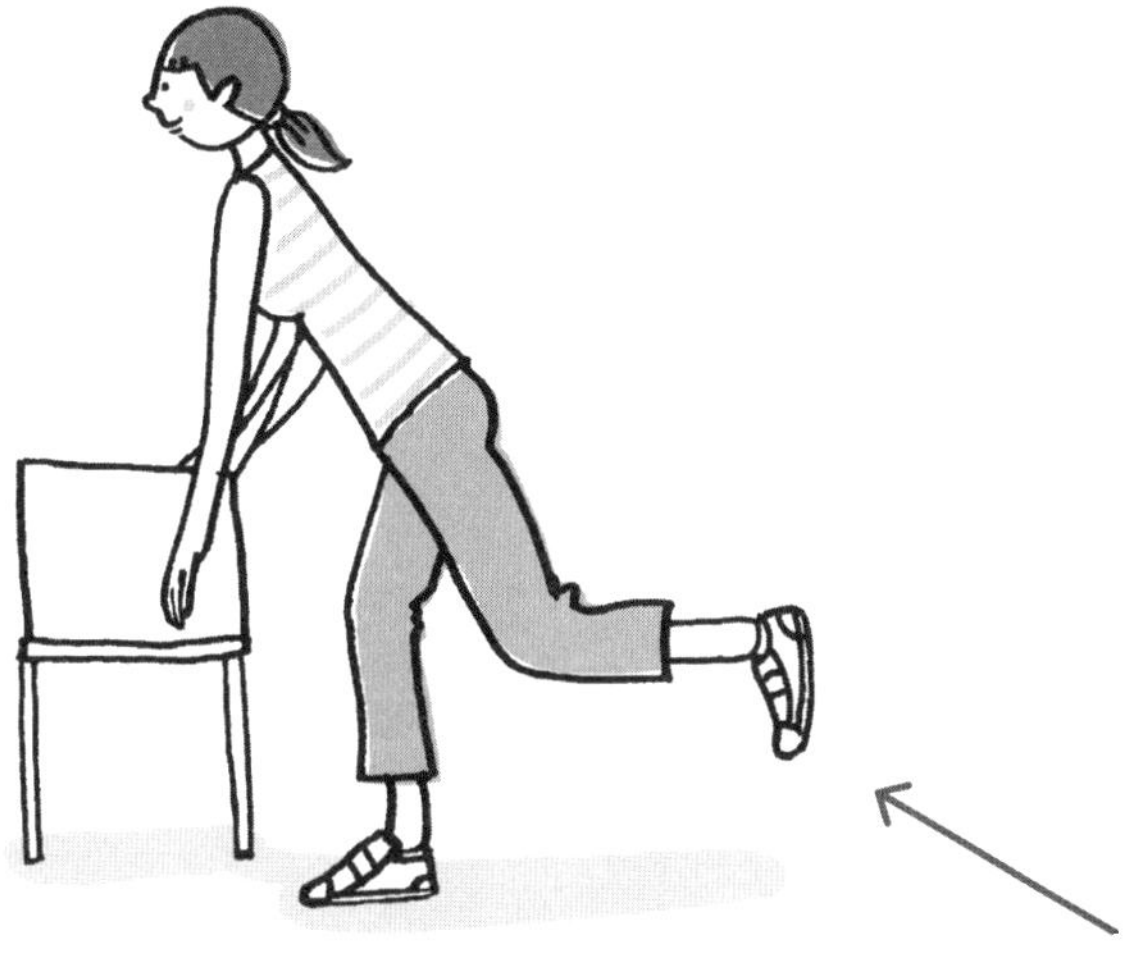

③イスを持っていない側の手が床につくくらいまで、ゆっくりと上体を倒していく。倒しきったら、ゆっくり①の姿勢に戻す。

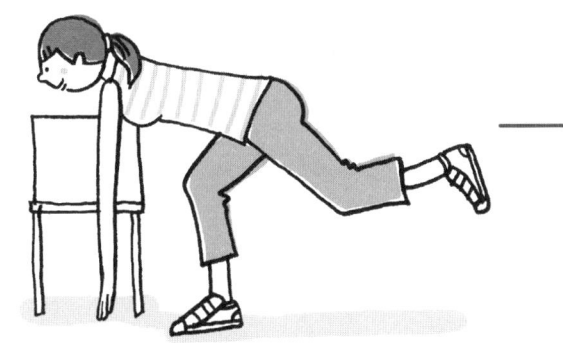

加圧トレーニングについて

成長ホルモンを効率よく分泌する運動の方法として、加圧トレーニングをご存じでしょうか。

加圧トレーニングとは、専用のバンドで血流を制限しながらトレーニングをするものです。

通常の筋トレは負荷をかけている時にも筋肉への血流がありますが、加圧トレーニングではバンドで血流を一時的に制限することで、筋肉は実際の負荷以上の負荷をかけられていると勘違いします。そのため、通常のトレーニングよりも短時間・軽い負荷で、成長ホルモン分泌をアップさせる効果が出るのです。

加圧トレーニングは、自己流で行うと危険です。専門のスタッフがいるジムなどのプログラムを利用したり、加圧トレーニングの特許を持っているKAATSU JAPAN公認の講義を受けて専用のバンドを購入するなどの方法があります。

本書で紹介したスロトレは、加圧トレーニングで得られる効果を、専用のバンドを使用しなくても疑似体験できるように開発されたものです。

・5章・

ときめきはアンチエイジングのスパイス

成長ホルモン分泌は気持ちの持ちようで変わる

食事や睡眠、運動といった成長ホルモンを活性化させる習慣に対する、成長ホルモンの反応性は個人差があることが、アンチエイジングの研究からわかってきました。分泌のピークの高さが人によってまったく違うのです。この原因は体質によるものなのか、それ以外に理由があるのか、まだ解明されていないことも多くあります。ただ、**成長ホルモン分泌が活性するのには、食事や睡眠、運動といった具体的な生活の行動パターン以外にも、〝ときめき〟といった気持ちの持ちようによっても差があるようなのです。**

イタリアの研究者が行った研究は、気持ちが体内に作用することを明らかにした興味深いものです。この研究では直近の6カ月以内に恋をしたと回答した人は、そうではない人よりも、神経成長因子という物質が格段に増えているというデータが出ました。成

「愛」「恋」「ときめき」の効能

血中神経成長因子測定
（NGF:nerve growth factor）

	平均
最近恋に落ちた群（直近6カ月以内）	227pg/ml
長くつき合っている群	123pg/ml
恋人がいない群	149pg/ml

□調査は、Passion Love Scaleという問診に基づく測定で行われた。
□神経成長因子の値は、Passion Love Scaleと相関している。

Emanuelea E, et al: Psychoneuroendocrinology　より

長因子とは、動物体内において、特定の細胞の増殖や分化を促進する内因性のタンパク質の総称です。増殖因子、細胞増殖因子などともいわれ、さまざまな細胞学的・生理学的過程の調節に働き、標的細胞の表面の受容体タンパク質に特異的に結合することで、細胞間の信号物質として働きます。いくつかの成長因子がある中で、神経成長因子は、神経細胞としての成長・成熟を促進する役割があります。成長ホルモンがさまざまな部位を活性化させるように、恋をする（ときめく）ことで、体内の神経細胞は明らかに活性化しました。

女性はときめくことで成長ホルモンの分泌を活性化するというデータがもう一つあります。左の図は、筋肉トレーニングによる成長ホルモン分泌について男女20人を調べたものです。男性は筋肉トレーニング直後から成長ホルモンが急激に上昇していることがわかります。一方女性は、トレーニング後に値が下がっているのです。これはなぜでしょうか。

この調査を行った米井先生の解説によると、この調査に参加した女性達は、トレーニングに当たって日ごろ着慣れない華やかなトレーニングウエアに着替え、初めてのスタジオで爽やかなスポーツマンタイプの若手トレーナーに筋肉トレーニングの指導を受けたということです。つまり被験者は、実際に筋肉トレーニングに入る前に〝新しいウエア〟や〝初めての場所〟〝若手トレーナー〟といったいくつかの要素にワクワクしたため、それが直接成長ホルモンを活性させてしまい（筋肉トレーニング前に成長ホルモンの値が上昇してしまった）、実際の筋肉トレーニングを行った後は値が下がったように見えた、というのが真相ではないか、ということです。

筋肉トレーニングによる成長ホルモン分泌

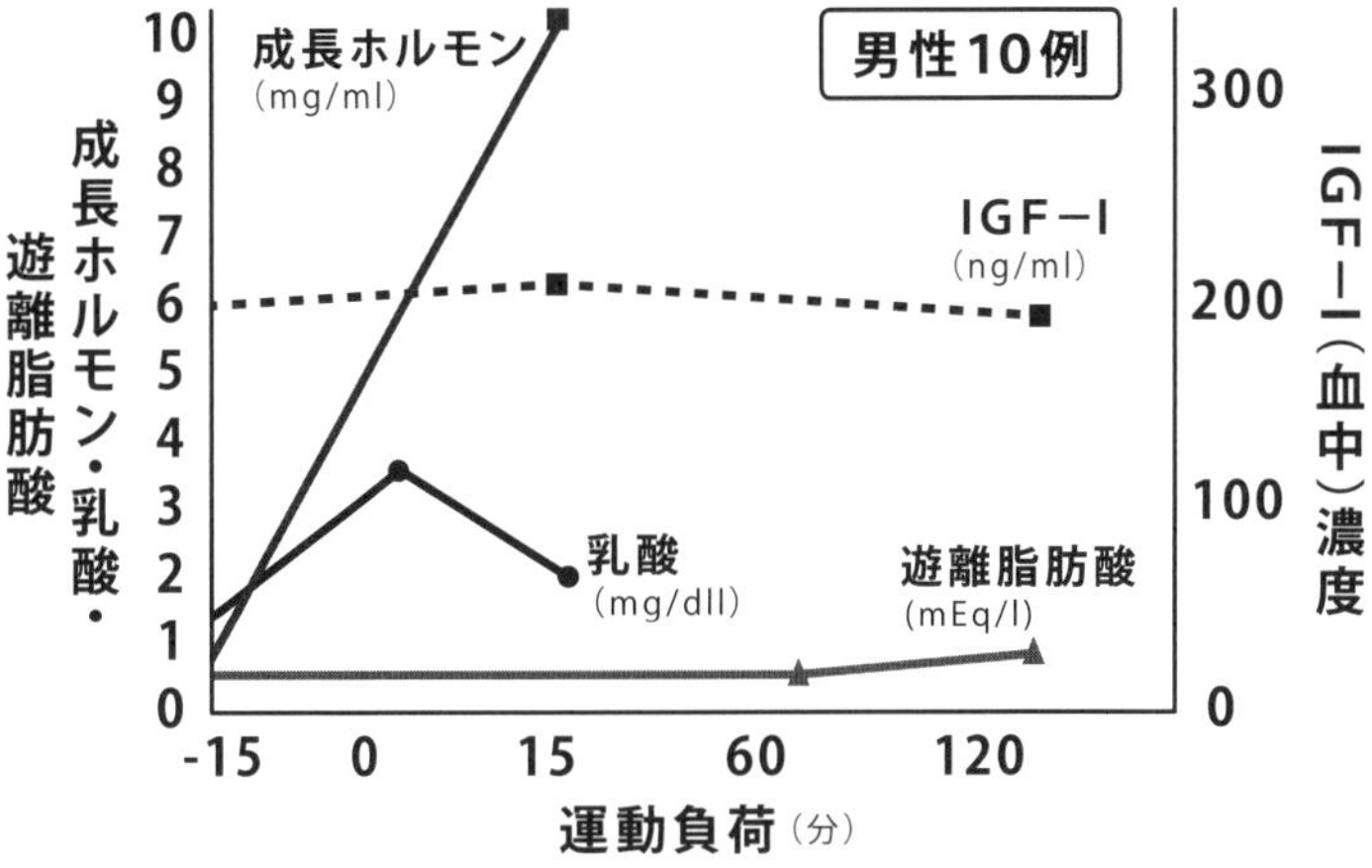

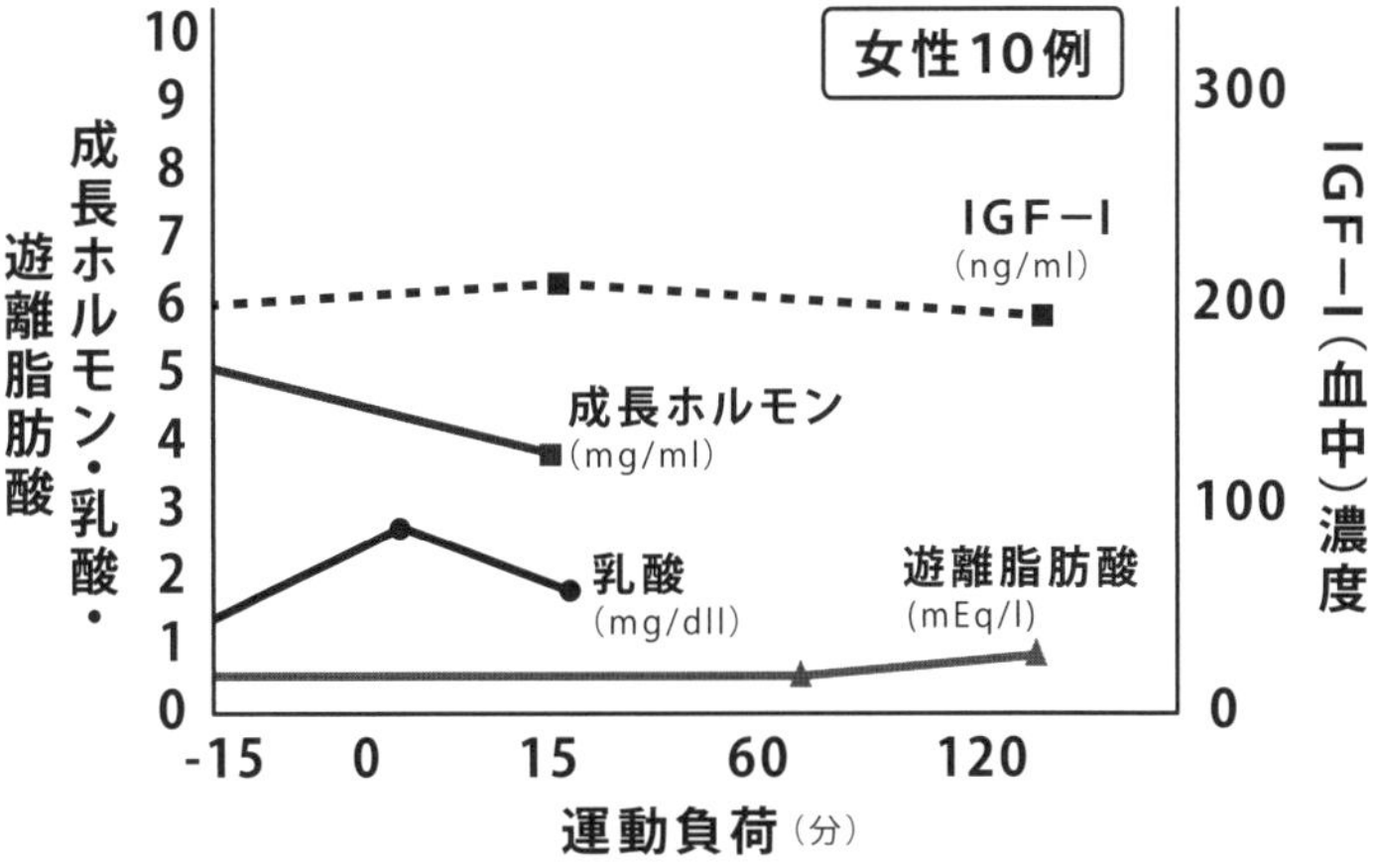

ともにYonei: Anti-Aging Medical Research より

恋をすることによって男性・女性ホルモンの分泌が活発になるのではないか？
恋やときめきという感情は、自分自身を「ウキウキするモード」へ切り替える強力なスイッチ機能なのではないか？

これが抗加齢医学の研究によって明らかになってきた精神的・感情的な側面と体の関係の最新情報です。何よりも、恋は楽しいし、胸躍らせるものです。いくつになっても恋をしている人は若く、美しい。**日ごろから好きなもので興奮する気持ちが大事**、というのが医学的な研究からも証明されているということなのです。

見た目が若い人は姿勢がいい

見た目がはつらつとしていて、若い！　と感じられる人は、体内年齢も総じて若いという事実があります。

2009年、ある実験結果の発表がデンマークで行われました。それは、次のような壮大なものです。

70歳以上の1826人の双子を集めてきて、まず〝見た目の年齢〟の統計を取ります。双子のうち〝若く見えるほう〟と〝老けて見えるほう〟に分けるのです。双子は遺伝子が同じですが、70歳もすぎると見た目の年齢差は確かに発生しています。そして、7年後の死亡率を比較したのです。

双子ですので、同じような割合で死亡しているはずですが…。結果はまったく違いました。同じ双子でも、老けて見えるほうが、死亡率が2倍近くも高かったのです。見た目年齢と体内年齢の相関がはっきりしました。見た目年齢を左右した老化と、内臓の老化は、どちらも同じ原因で進行します。その原因とは〝活性酸素〟という毒です。紫外線を浴びると、しみ・シワ・たるみが増えるのは、紫外線によって大量の活性酸素が皮膚の中に発生して皮膚がサビついたからです。

一方、人間の吸った空気のうち、２％が活性酸素に変わります。体内に発生した活性酸素は、内臓を少しずつサビつかせていきます。例えば、脳がサビれば脳卒中やアルツハイマー病、肺がサビれば肺癌に、血管がサビれば動脈硬化になる、といった感じです。つまり、**見た目の老化も、内臓の老化も、同じ〝活性酸素〟が原因なのです。だから、進行も同じになります。〝内臓が老化しているのに、見た目が若い〟ことはなく、その逆もまた然りです。**それが今回の実験で、統計的に証明されたというわけなのです。

もう一つ、忘れてはならない点に、見た目をよくすると精神的にとてもプラスになり、その輝きが内面に作用し、よりきれいになりたくなる、きれいになる。きれいになるから社交的になり、より内面も見た目も輝きを増す、という好循環です。

アンチエイジングの医療領域には美容外科がありますが、積極的な外科的アプローチとアンチエイジングの治療は敵対関係ではなく協調関係にあるといえます。「せっかく見た目をきれいにしたのなら、この後衰えないように内面もキレイにしようよ！」というのが抗加齢医学の合言葉なのです。

化粧品とときめき

化粧は見た目のアンチエイジングのためだけではありません。

化粧に関して、こんな研究結果があります。化粧をする際、なげやりに化粧する人と、化粧に集中して丁寧に心を込めて行う人の二つのグループを比較しました。

使用する化粧品は同じなのに、後者のほうが美肌に効果がありました。まさに信じるものは救われる、といえるでしょう。医学的には、自己暗示の効果が３割程度あるのではないかと考えられます。自己暗示や思い込みというとネガティブな響きがありますが、アンチエイジングの効果が３割程度も認められるとしたら、利用しない手はない、ですね。

また、化粧を楽しむことにより、ストレスホルモンのコルチゾル値が減り、女性ホルモンのエストラジオールという物質の分泌が促されて、「幸せと感じない」「人と話すのが嫌」「くよくよする」「心配事でよく眠れない」といった心の症状が緩和されることが研究で明らかになりました。

日本人の平均寿命は女性のほうが男性よりも明らかに長いですが、化粧という行為も寿命の長さに貢献しているかもしれないのです。

化粧であれ、外面を治療対象とする美容外科の抗加齢療法であれ、「せっかく美しくした外面をいかに長持ちさせるか」というのはアンチエイジングの最大の関心事です。

この言葉は、外面を治療対象とする美容外科の抗加齢療法と、肉体の抗加齢療法の意味するものの違いと、これらが互いに協調関係にあり、決して敵対するものではないことを端的に表しています。

・6章・

エイジングを科学する

抗加齢医学

抗加齢医学は究極の予防医学

アンチエイジング医学は〝加齢〟に焦点を当てた究極の予防医学です。目指すのは不老不死ではありません。

寿命について考えた時、多くの人達が、人間としての寿命の限界に達する前に脱落することに気づきます。50歳ごろから何らかの弱点が生じ、病気を引き起こし、結局命を落としてしまう。初めは、体のどこかの小さな弱点かもしれませんが、それを無視してはいけないのです。抗加齢医学の現場にいると、弱点を早めに見つけて、それを重点的に注意して、克服していくことがいかに大切かを実感します。早い段階で弱点をつぶすことで、病気の予防になり、健康長寿を目指すことができるのです。

個々の弱点を見つける方法には、家系・体質を知ること、遺伝子診断、検診や人間ドッ

ク、アンチエイジングドックがあります。

抗加齢医学の観点から実施されているアンチエイジングドックでは、加齢や老化という現象を病気として捉え、病的老化である弱点を早期発見し、予防すること、軽度の衰えならば治療してしまうことを目的としています。

老化現象は抗えないもの!?

老化は誰にも避けることができない生物の自然現象です。この現象に抗うことはできないでしょう。それでは抗加齢医学が目指すものは何でしょうか。

抗加齢医学の目的は、アンチ〝病的エイジング〟、つまり病的老化と位置づけられる

加齢や老化を予防し、治療することです。決して自然現象に真っ向から抗うことではありません。老化の現象は、皆が平均で進行するわけではありません。平均はあくまでも老化の最大値と最小値の平均値であり、実際は、最大値に近いあるいは最小値に近い数値で老化は進行します。

臨床の現場で感じるのは、**老化スピードとその落ち方は二極化しているということです。老化曲線が下降している人と下降せず維持している人の格差が広がっています。**もっと恐ろしいことに、老化が早い人は老化スピード（落差）が大きく、落ちるところまで加速度的に落ちてしまう傾向があるということです。”ガタッと悪くなる“という表現がありますが、老化に拍車がかかると、まさに転げ落ちるイメージで、一度始まると早いスピードで進行していきます。**老化の負のスパイラルといった感じでしょうか、早くから抗加齢に取り組めば取り組むほど、その差が少ないタイミングでベクトル（方向）を変えられます。**老化曲線は、一度落ちてしまうと上げるまでに相応の努力が必要になります。早めに手立てを打ち、いかに自分自身を老化曲線の”勝ち組“にするかというのが大事なのです。

このように二極化する老化曲線ですが、**老化曲線が下がってしまったからといってあきらめないで下さい。老化曲線は自助努力や適切な治療により上がる可能性は誰にでもあります。これこそがアンチエイジングなのです。いろいろな部位に対して、それぞれ抗加齢医学アプローチで老化スピードをゆっくりにすることができるのです。**抗加齢医学が究極の予防医学を標榜するのはこうした背景があります。

成長ホルモンとアンチエイジング

老化現象を病気として捉え治療する試みとして、注目されたのが成長ホルモンです。アンチエイジングの歴史は、成長ホルモンの研究から始まったといっても過言ではありません。1990年、ウィスコンシン医科大学のルドマン博士らの研究グループが「61歳以上の高齢者に成長ホルモンを6カ月間投与（注射）したところ、筋肉が増え、体脂肪が減り、皮膚が厚みを増した」と世界的に有名な医学雑誌『ニューイングランド・ジャーナル・メディシン』に発表したのが始まりです。この発表がされるやいなや、成長ホルモンは老化を抑える魔法のホルモンとしてアメリカを中心に研究が盛んになりました。

抗加齢医学の発展の歴史

アンチエイジングの医学的研究は世界中に広がりを見せています。アンチエイジング医学の発展の歴史を振り返ると1992年に、米国抗加齢医学会が結成されます。1990年代は、抗加齢医学の創世期、2000年代が躍動期といえるでしょう。こういった世界の動きを受けて、日本では、2001年、日本抗加齢医学会の前身である日本抗加齢研究会が発足し、2003年に日本抗加齢医学会に変更されました。

老化を科学する

抗加齢医学ではエイジングをサイエンス化していきます。老化という現象に対して細胞生物学的なプロセスの一つとして介入の可能性があることがわかってきたのです。加齢に対する仮説として、次の二つはエビデンスの存在するサイエンスとして認識されつつあります。

①カロリーリストリクション　②酸化ストレス

カロリーリストリクション

摂取カロリーを抑えることで寿命が長くなることが最初に発見されたのは、1935年のマウスの実験にさかのぼります。これ以降も過剰なカロリーが寿命を縮めることを遺伝子レベルで確認する研究結果が報告されました。2000年には、カロリーを制限することでサーチュインという酵素が活性化して、長寿にかかわるシステムを補強するという報告もされています。

ただし**目標はあくまでも適正な体重を保つことです。極端なやせすぎは、QOLの劣化を招き、免疫力の低下、脳出血の増加、抑うつ傾向など引き起こすことがあるので、要注意です。**

体の脂肪を目の敵にしすぎるのも危険です。もともと脂肪は人間の体を守る役割があります。転んでもケガをしないためのクッション、寒さに耐えるための防寒、遭難した時のエネルギー源など重要な役割を果たしています。「体脂肪率がシングル！」などと自慢していませんか。それは危険水準です。**やはり適正量の脂肪は維持するようにしましょう。**

酸化ストレス

私達人間が生きていく上で必要不可欠な酸素ですが、例えば、切ったリンゴに空気が

酸化ストレスと仮説の概念

酸化ストレスによって体の組織が障害される。あわせて酸化ストレスが炎症を引き起こすことで組織の障害が起きる。これら組織の障害が蓄積したものが加齢であるという考え方。

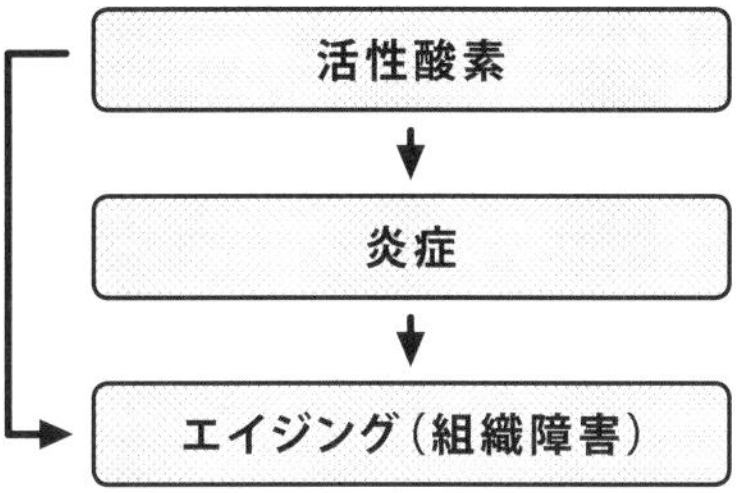

触れると茶色く変色します。これは金属のサビと同じように酸素が細胞と結びついて起きる現象で、人間の体にも同じ”サビ“が生じます。これがいわゆる”酸化“現象です。

そもそも酸素の一部は不安定な分子で、酸素が体内に入るとその中の数パーセントが活性酸素に変化します。本来ならば、強い攻撃力で体内に侵入したウイルスや細菌、カビから私達の体を守ってくれる活性酸素ですが、増えすぎてしまうと健康な細胞まで攻撃し、酸化させてしまうのです。そしてこの”酸化“こそが、カラダのサビ＝老化の原因となっています。

平均寿命と健康寿命、QOL

ご存じのように日本人の平均寿命は世界的に見てもトップクラスです。平均寿命が長いことは一見喜ばしいことですが、一つ問題があります。

平均寿命と健康寿命の差が、特に女性にあることです。その差は、男性が9年なのに対し、実に女性は12年にも及びます。健康寿命の差は、男性より女性のほうが長いのです。

健康寿命とは、健康上の問題がない状態で日常生活を送れる期間のことですが、平均寿命から介護（自立した生活ができない）を引いた数が健康寿命になります。**抗加齢医学では、この平均寿命と健康寿命の差をなくすのが一つの数値目標になります。**「健康増進して生活の質を向上させ、健康寿命を達成する」ことを目標とするのが抗加齢医学なのです。

平均寿命と健康寿命の差

平均寿命は、厚生労働省「平成22年完全生命表」、健康寿命は、厚生労働科学研究費補助金「健康寿命における将来予測と生活習慣病対策の費用対効果に関する研究」（いずれも平成22年のデータ） より

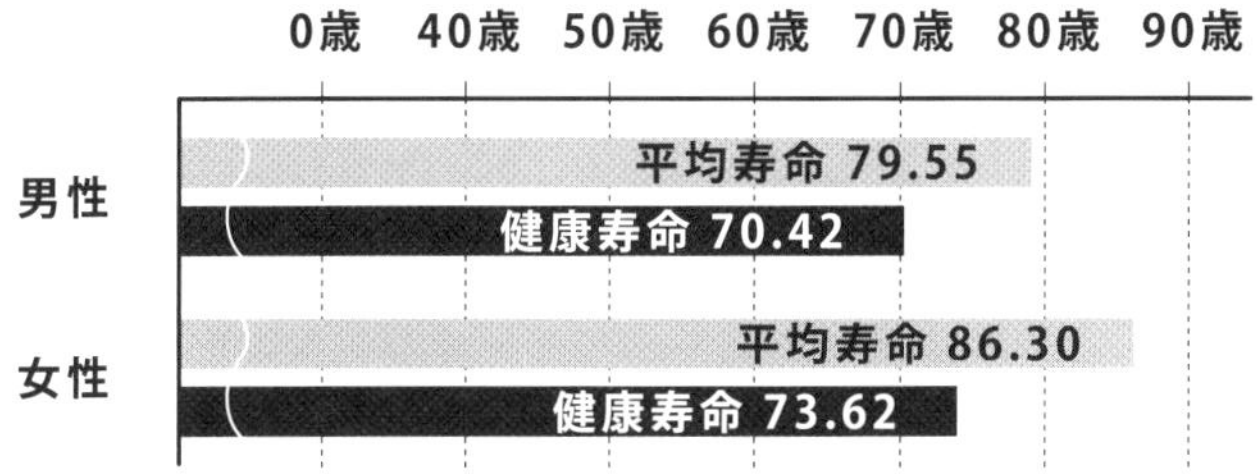

平均寿命より健康寿命が大事

健康寿命と合わせて、クオリティ・オブ・ライフ（quality of life、QOL）も考慮されるべきでしょう。QOLとは、一般に、一人ひとりの人生の内容の質や社会的に見た生活の質のことを指します。つまり、ある人がどれだけ人間らしい生活や自分らしい生活を送り、人生に幸福を見出しているか、ということを尺度として捉える概念です。QOLの「幸福」とは、身心の健康、良好な人間関係、やりがいのある仕事、快適な住環境、十分な教育、レクリエーション活動、レジャー

などさまざまな観点から計られます。

抗加齢医学が目標とするのは、QOLの質を下げることなく、健康寿命をまっとうすることです。

オプティマルレンジの考え方

〝オプティマルヘルス〟という言葉をご存じでしょうか? オプティマルヘルスとは、それぞれの年齢における心身ともに最も生き生きとした理想的な健康状態を意味します。40歳には40歳の、50歳には50歳における最善の健康状態があります。その連続として90歳があるというわけで、90歳になった時によい健康状態を保つためには、若いころからオプティマルヘルスを心がける必要があります。平均寿命と健康寿命の差をなくすためには、このオプティマルヘルスを意識して、その年齢でベストの状態を保つよう心がけましょう。

百寿者の長寿の秘密がわかった！

百寿者というのは、１００歳以上になっても、認知症も癌もなく、その他大きな病気もなく、寝たきりでない、自立した生活を送っている方々です。

抗加齢医学の分野では、このような百寿者の長生きの秘訣について研究を行っています。**その結果、いわゆる長寿を決定するといわれている遺伝的、器質的要因以外にも寿命を左右する要因がいくつか明らかにされてきました。**

①健康的な食生活習慣　②必要なビタミンや栄養の摂取
③日常生活における肉体労働を含めた運動の度合
④ストレスの有無　⑤睡眠時間
⑥交通事故、自殺率、凶悪犯罪の発生率の低さ

⑦アルコール摂取や喫煙の良好な管理　⑧空気や飲料水の汚染などの環境問題
⑨紫外線の量　⑩伝染病・風土病・AIDSの蔓延状況
⑪肝炎ウイルスのキャリアー頻度　⑫有害な動植物の有無
⑬医療機関と定期検診システムの整備
⑭高齢になっても生きがいが感じられる社会環境
⑮娯楽・リクリエーションの有無　⑯友人の数・交友関係

これらは長寿社会を形成するための大切な要素と考えられます。遺伝的、器質的要因だけが長寿の原因ではなく、**抗加齢医学は健康長寿を決して遺伝子のせいにしない学問**であるともいえます。

体はさまざまな組織・器官・臓器から構成されますが、それらが一様に老化するわけではありません。それぞれが抱える老化を促進する危険因子も人により異なります。一般に30代後半から体の一部に加齢による病的退行変化が生じて、それが疾患につながり、他の健常部にも悪影響を及ぼすといわれています。健康長寿の達成者である百寿者の調査結果を総括すると、とても大切なポイントが判明しました。

百寿者は**全身が均質にバランスよく老化していること、つまり老化危険因子が少ない**ことがわかったのです。つまり、早い段階から専門医による診断により自分の老化の弱点を把握して、調和を図り、老化危険因子を是正することが健康長寿への王道となります。

百寿者の方々が特別に老化の速度が遅いわけでは決してありません。彼らは、**体全体が均質に老化しているの**です。**バランスがよく、弱点が非常に少ないのです。**一方で、多くの方々は百寿者に至る手前で脱落してしまう現実があります。40歳や50歳の段階で、体のどこかに弱点が生じて、それがますます大きくなって、病気を引き起こします。さらにはその病気が徐々に健康の足を引っ張るようになり、文字通り命取りになってしまうのです。

平均寿命と長寿国日本

日本はご存じの通り、世界に誇る長寿国です。

その理由はいくつもの事柄が複合的に絡み合っていると考えられますが、まずいえることは、個人の健康水準のレベルが高いということです。つまり、早死する人が他国に比べて総じて少ないのです。これは、国民皆保険による医療制度の充実で、病気が早期の段階で受診する人が多く、治療や予防が適切に行われていることが大きいと考えられます。また、これは統計的な問題なのですが、一つの国として考えた時、平均寿命は１億人以上の国民がいる国が比較の対象になります。例えば、小さな島国とか、国民が１億人に満たない国の人達がいくら長寿でも統計は反映されないのです。

それでは平均寿命が総じて、男性より女性のほうが長い理由はいったい何でしょうか？

一つには、女性ホルモンであるエストロゲンの影響が考えられます。エストロゲンは若さと健康・筋肉や血管のしなやかさに作用することが知られています。“人は血管とともに老いる”という言葉がありますが、血管のしなやかさは、長寿のカギになります。事実、動脈硬化になる方は男性より女性のほうが圧倒的に少ないのです。

もう一つ、女性ならではの優れたコミュニケーション能力も長寿に貢献していると考えられます。脳神経を衰えさせない一番の方法は、常に刺激を与えて活動させることです。女性はその点で、男性よりコミュニケーション優位で五感を働かせ神経を活発に使っています。

こういった脳への刺激は、常に若くありたい、おしゃれに気を使う、生きる意欲がある、きれいになることを楽しむといった精神的な部分も含まれます。

外見に気を使ったり、化粧をしたりというのは、アンチエイジングの観点でも確かな効果が期待できるのです。

アンチエイジングドックで健康長寿に

人それぞれの弱点を早めに見つけて、それを重点的に注意して、克服していけば、病気の予防になり、健康長寿を目指すことが可能であるというのがアンチエイジングの考え方です。この考え方に基づいて、それぞれの人の弱点を見つけようというのがアンチエイジングドックです。

アンチエイジングドックは、普通の人間ドックで癌や生活習慣病を早めに見つけるばかりでなく、加齢や老化による兆候を早めに見つけて、予防したり治してしまおうというものです。

自分の弱点を知り、予防し、早めに治してしまうことができるアンチエイジングドックですが、もしも遺伝子科学を利用するのであれば、症状や兆候がまったくないうちに、遺伝子診断で自分の弱点を知ることも一つの方法です。このような予防・治療で、今まで太刀打ちできないと考えられていたような病的老化の多くを、健康寿命を縮める可能性から遠避けることができるのです。自分の弱点を克服し、体全体がバランスよく均質に加齢していけば、より多くの人が百寿者の仲間入りできるでしょう。

アンチエイジングドックと評価

アンチエイジングドックでは、抗加齢療法に入る前に老化の評価、すなわち老化の程度や老化を促進させる危険因子を評価します。通常の人間ドックや検診は癌や生活習慣病の予防と早期発見・治療に主眼を置いていますが、アンチエイジングドックでは病的老化の発見・予防・治療がこれに加わります。いわゆる生活習慣病の多くは老化危険因子として位置づけられます。

アンチエイジングドックでわかること

アンチエイジングドックの検査項目としては、通常の人間ドックの検査に加えて、体の機能年齢として筋年齢、血管年齢、神経年齢、ホルモン年齢、骨年齢を評価し、老化を促進する危険因子として、免疫能、酸化ストレス、心身ストレス、生活習慣、糖化ストレスの合計10項目を評価します。

老化度を判定する人間ドックのようなものがアンチエイジングドックといえますが、通常の医療と同様、初めは問診・診察・検査から入り、

①問診・診察
②老化度の客観的評価
③全体的評価
④抗加齢医療の立場からの指導および治療

という流れで進みます。

それではアンチエイジングドックの具体的な項目について見てみましょう。

①問診（抗加齢QOL共通問診票）　②基本測定（身長・体重・血圧）
③血液・生化学検査（ホモシステイン）
④内分泌検査（インスリン・甲状腺ホルモン・インスリン様成長因子：IGF—I・男性ホルモンの一種：DHEA—s・女性ホルモン・男性ホルモン）
⑤高次脳機能検査（ウィスコンシン大学カードソーティングテスト）
⑥骨密度・骨強度（DEXA法または超音波法）
⑦動脈硬化度（指尖加速度脈波・脳派伝播速度・CAVI）

これら検査を経て、老化度と老化を推進する危険因子という大きな二つの評価を下すのです。老化度と老化を推進する危険因子はそれぞれ五つの指標で表され、五角形で表されます。

また、アンチエイジングドックのこれらの評価に対しての指導とは、次のような事柄が挙げられます。

〈抗加齢、アンチエイジングの指導の種類〉

食事療法／運動療法／精神療法／サプリメント指導／ホルモン補充／免疫強化療法／抗酸化療法

従来の人間ドックに加えて、血管、ホルモンレベル、感覚器の老化度チェック、活性酸素と抗酸化能バランスチェックなど加齢によって体に生じるさまざまな変化、老化という兆候や症状についても、検査により早期発見、早期治療、生活指導を行うことによって、加齢、老化の予防を実現することが可能となります。老化の兆候といった弱点を見つけ、早い時期から徹底的に対処することが、これら検査と指導によって可能になるわけです。

子供も対象!? アンチエイジング最前線

アンチエイジング＝老化対策、というわけではありません。

成人の老化だけでなく、いわゆる“成熟”もエイジングの一つです。心身の成熟期といえば、生まれた直後から思春期の子供がその時期に当たります。

最近この成熟が不完全な子供がいるのです。幼少期からPCや電子端末に頼ったコミュニケーションでは五感を鍛えきれていないのではないかと危惧します。

抗加齢医学は、不健全な老化を病的なエイジングと位置づけますが、心身の成熟が不健全なのも、病的エイジングであり、抗加齢医学の研究分野でもあるのです。

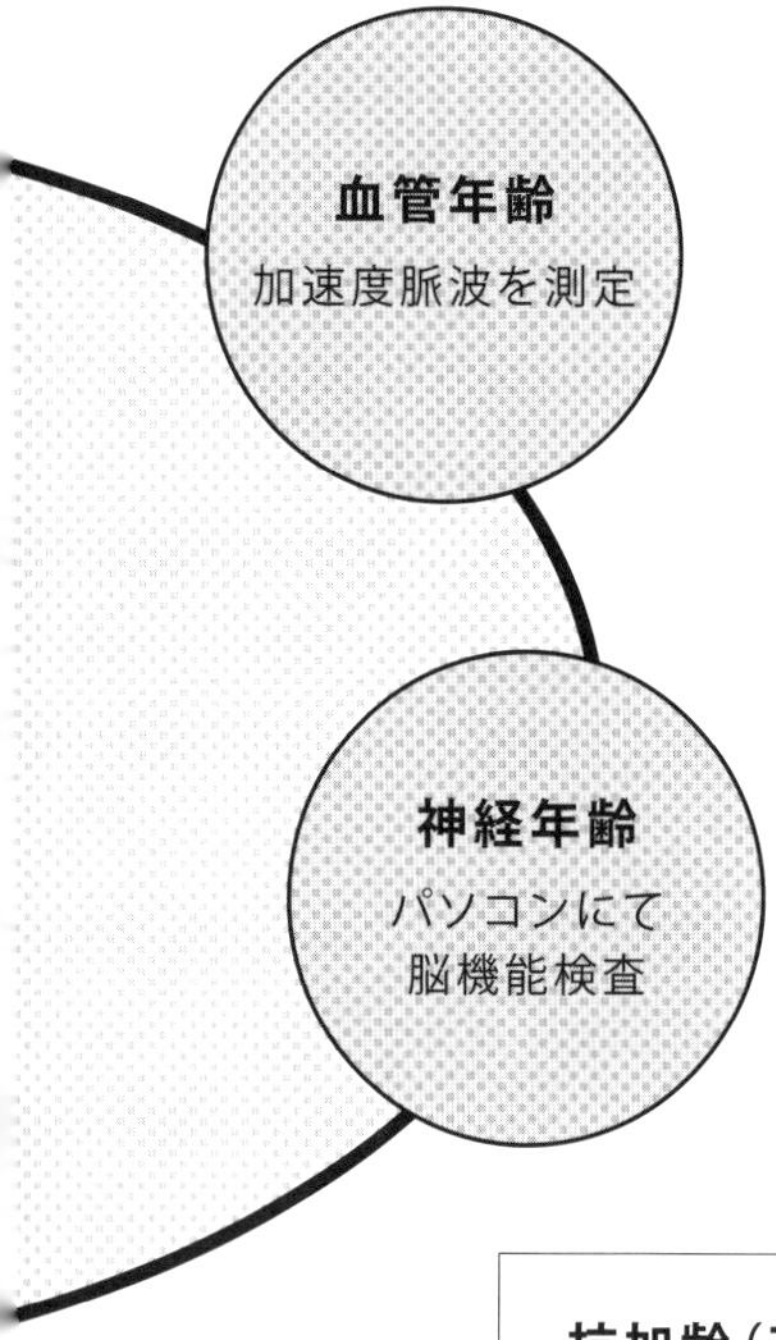

□通常の医療と同様、初めは問診・診察・検査から入る。

□老化度を判定する人間ドックのようなもの。

□検査結果は医師により評価され、生活習慣の改善や食生活、運動の指導や治療が行われる。

□指導の具体的な種類は、食事、運動、ストレス回避、サプリメントのアドバイス、ホルモン補充、免疫強化や抗酸化対策の療法が挙げられる。

検査の流れ

①問診・診察
②老化度の客観的評価
③全体的評価
④抗加齢医療の立場からの指導および治療

抗加齢（アンチエイジング）指導の種類

生活療法（食事療法・運動療法・精神療法）
サプリメント指導
ホルモン補充、免疫強化療法、抗酸化療法

アンチエイジングドックの検査の流れと指導の種類

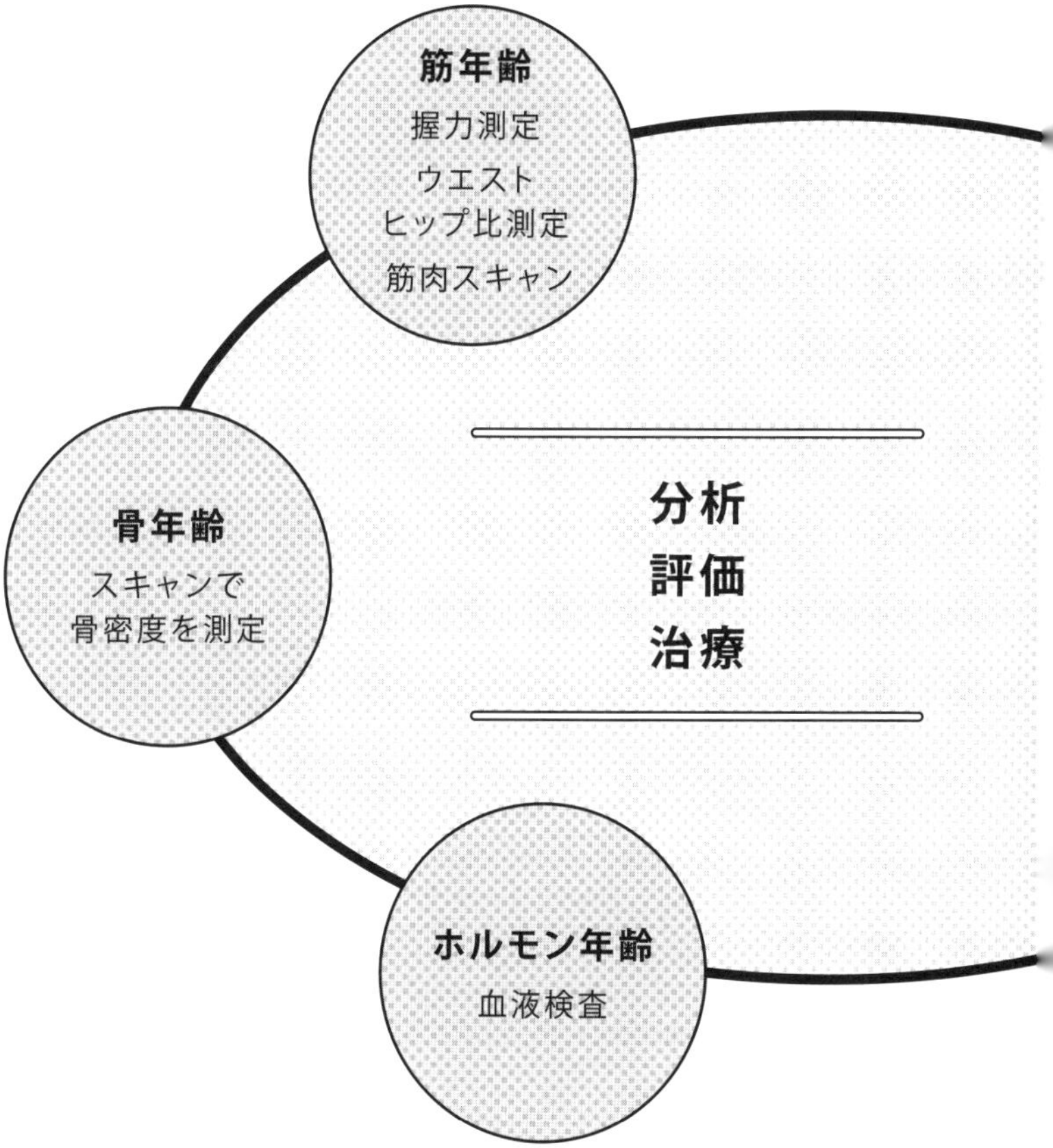

記入方法：□→該当する項目に斜線を記入（▨）
　　　　　▯→枠に数字を1文字記入

心の症状

	1	2	3	4	5
いらいらする	□	□	□	□	□
怒りっぽい	□	□	□	□	□
意欲がわかない	□	□	□	□	□
幸せと感じない	□	□	□	□	□
生きがいがない	□	□	□	□	□
日常生活が楽しくない	□	□	□	□	□
自信を失った	□	□	□	□	□
人と話すのが嫌	□	□	□	□	□
憂うつ	□	□	□	□	□
役に立つ人間ではない	□	□	□	□	□
眠りが浅い	□	□	□	□	□
寝つきが悪い	□	□	□	□	□
くよくよする	□	□	□	□	□
ど忘れする	□	□	□	□	□
集中できない	□	□	□	□	□
問題を解決できない	□	□	□	□	□
容易に判断できない	□	□	□	□	□
心配ごとでよく眠れない	□	□	□	□	□
緊張感	□	□	□	□	□
理由なく不安になる	□	□	□	□	□
何か恐怖心を感じる	□	□	□	□	□

生活習慣 1

食習慣	1	2	3	4	5
栄養バランスを考えた食生活をしている	□	□	□	□	□

1日の食事の回　▯回
1日の摂取カロリー　▯▯▯▯ kcal
タバコ　□吸う（1日　▯本）
　　　　□吸わない
お酒　□飲む（週　▯日）
　　　□飲まない
　　　□ビール　▯ml/日
　　　□ワイン　▯ml/日
　　　□日本酒　▯合/日
　　　□その他（　　）　▯ml/日
水分摂取量1日　▯▯▯▯ ml

生活習慣 2

運動習慣　週　▯日
　　　　　□していない
・有酸素運動　▯時間/日
・筋肉運動　▯時間/日
VDT作業時間　1日　▯▯ 時間
（パソコン、テレビ等の画面を見ている時間）

生活習慣 3

睡眠習慣　睡眠時間 ▯▯ 時～▯▯ 時
　　　　　1日 ▯▯ 時間
睡眠の質　□安眠できる
　　　　　□ 不眠を感じる

抗加齢QOL共通問診票

あなたの症状を教えてください。

（1全くなし　2ほとんどなし　3少しあり　4中等度あり　5高度にあり）

身体の症状

	1	2	3	4	5
目が疲れる	□	□	□	□	□
目がかすむ	□	□	□	□	□
眼痛	□	□	□	□	□
肩がこる	□	□	□	□	□
筋肉痛・こり	□	□	□	□	□
動悸	□	□	□	□	□
息切れ	□	□	□	□	□
ふとりやすい	□	□	□	□	□
やせ・体重減少	□	□	□	□	□
だるい	□	□	□	□	□
健康感がない	□	□	□	□	□
口渇	□	□	□	□	□
肌の不調	□	□	□	□	□
食欲不振	□	□	□	□	□
胃が張る	□	□	□	□	□
胃痛	□	□	□	□	□
風邪をひきやすい	□	□	□	□	□
咳や痰	□	□	□	□	□
下痢	□	□	□	□	□
便秘	□	□	□	□	□
抜け毛	□	□	□	□	□
白髪	□	□	□	□	□

	1	2	3	4	5
頭痛	□	□	□	□	□
めまい	□	□	□	□	□
耳鳴り	□	□	□	□	□
会話が聞きづらい	□	□	□	□	□
腰痛	□	□	□	□	□
関節痛	□	□	□	□	□
むくみ	□	□	□	□	□
汗をかきやすい	□	□	□	□	□
頻尿	□	□	□	□	□
のぼせ	□	□	□	□	□
冷え性	□	□	□	□	□

各項目検査とオプティマルヘルス

老化に関係する検査項目は老化度と老化危険因子の二つの範疇に分けられます。アンチエイジングドックでは、老化度を筋年齢・血管年齢・神経年齢・ホルモン年齢・骨年齢として評価し、また老化危険因子として免疫・酸化ストレス・心身ストレス・生活習慣・代謝についても評価します。

アンチエイジングドックを受けて、オプティマルヘルスを保つ

アンチエイジングドックで評価された五つの指標の判定については、オプティマルレンジという考え方を用います。

オプティマルレンジとは、オプティマルヘルス（最良の健康状態）を保つために目標

とすべき検査値を指します。医学的根拠に基づく日本人のオプティマルレンジは未だ確立されていませんが、現在のところ、30歳の健康な男女の基準値が代用されています。

実際には、それぞれの年齢スコアが実年齢の7割程度であればよいという考え方もあります。

老化度と老化危険因子の各項目について

それぞれの評価内容について詳しく見ていきましょう。

＜各項目検査のポイント＞

＝老化度＝

血管年齢

日本人の三大死因（癌、脳卒中、心臓病）は癌を除けば動脈硬化が原因なので、血管を若く保つ意義は大きい。

神経年齢

高次脳機能には注意力、前頭葉機能、視知覚機能、認知知能、記銘力、精神機能全般が含まれる。

ホルモン年齢

成長ホルモン（growth hormone：GH／IGF－I（insulin－like growth factor－I）などは加齢により低下する。成長ホルモンやIGF－Iレベルは30歳前後から低下し、生命予後やQOLの低下の予測因子となっている。若さと健康を保つためには、成長ホルモン／IGF－I分泌の低下を防ぎ、オプティマルレンジを維持する努力が必要である。成長ホルモン分泌は生活習慣の影響を受ける。運動（特に筋肉負荷トレーニング）、質の高い睡眠、適正量のタンパク質・アミノ酸摂取は成長ホルモン分泌の刺激因子である。成長ホルモン／IGF－I分泌を改善させるためには、成長ホルモン補充よりも生活習慣の是正が優先されるべきである。

ＤＨＥＡ－Ｓ

体内で最も豊富に存在するステロイド系ホルモンで、これを源に性ホルモンやタンパク同化ホルモンなど、50種類以上のホルモンが作られる。オプティマル値に達しない場合は、運動、食事療法、体重の適正化、ＤＨＥＡ補充を考慮する。

女性ホルモン

エストロゲンなどの女性ホルモンは閉経期前（40代後半）から急激に減少し、のぼせ・いらつき・動悸を引き起こす。長期的には、骨粗しょう症や動脈硬化、アルツハイマー病の発症率にも影響する。

男性ホルモン

テストステロンなどの男性ホルモンは40代ごろより徐々に低下し、性的能力の低下、抑うつ気分、骨密度の低下、筋肉量の低下に関与する。特に男性更年期症状が現れる時期は、男性ホルモンが急激に下がる40代後半からである。

メラトニン

メラトニンは脳の松果体から夜間に分泌されるホルモンで、睡眠と覚醒の周期をつかさどる。それ自体に抗酸化作用があり脳血液関門を通過することから、睡眠中に脳神経細胞を酸化ストレスによる障害から防御する作用がある。メラトニン分泌は、成長期の子供のころが最も高く、その後20代になると急速に低下する。

骨年齢

骨密度は加齢とともに低下するので、骨年齢は骨密度より算出される。

筋年齢

一般的な日常生活では筋肉量は年間約1%ずつ衰える。これを表す筋年齢は握力・除脂肪筋肉量から算出される。

老化危険因子

免疫ストレス

免疫機能の劣化は、他の危険因子に影響を及ぼす。細菌やウイルスに感染する頻度が増えると、それらに由来する毒素やフリーラジカル産生量が増え（73ページ参照）、（毒物）代謝機能に負担を与え、酸化ストレスの原因となる。風邪をひきやすくなったりすることは心身ストレスになり、運動などよい生活習慣への意欲を萎えさせてしまう。

酸化ストレス

体内に摂取された栄養素は酸素を消費して、主として細胞内のミトコンドリアにおいて生物の活動エネルギーになるアデノシン三リン酸（ＡＴＰ）が生成される。この過程でフリーラジカルである活性酸素が生成され、脂質をはじめ酵素タンパク遺伝子に直接作用して、組織や細胞に酸化障害を引き起こす。フリーラジカルである活性酸素が生成されてくると、脂質をはじめ酵素タンパク遺伝子に直接作用して、組織や細胞に酸化障害を引き起こす。フリーラジカルによる組織障害は老化による退行性変化の一因であるが、特に神経細胞や心筋のように、ほとんど増殖することなく長時間活動する細胞では、酸化ストレスは致命的となる。フリーラジカル生成を引き起こす要因には、紫外線、放射線、喫煙、公害物質（NO_2、ダイオキシンなど）、食品添加物、残留農薬、病原微生物、ストレス、過度な運動がある。

心身ストレス

日常生活のあらゆる行為が心身へのストレスになるといっても過言ではない。ストレスは性腺に抑制的に働き男性ホルモン・女性ホルモン分泌を抑制する。ストレスがまったくない生活は決して望ましくなく、高齢者ではかえって認知機能障害を助長させる。ストレスによりダメージを受けたら、睡眠と休養によって十分に回復させてから次のストレスに立ち向かうといい。ストレス負荷が大きくなると、睡眠の質が低下し、ダメージからの回復が遅れるという悪循環に陥る。

生活習慣

私達のライフスタイル中には、生活習慣病の発症にかかわる悪しき生活習慣が潜む場合がある。それは運動不足、肥満、悪しき食習慣、ストレス、睡眠障害、喫煙、大量飲酒である。これらの因子につき理解を深めることは、ＱＯＬの劣化を防ぐので健康寿命を目指す上で重要である。運動不足や睡眠不足は成長ホルモン分泌の低下をもたらす。喫煙はフリーラジカルの大きな発生源となる。運動量・睡眠時間・飲酒量・喫煙量・水分摂取量などをパラメータとして評価する。

糖化ストレス

インスリン・アディポネクチン・ＤＨＥＡ－Ｓ・甲状腺ホルモンは代謝機能にかかわる基本的ホルモンである。血糖中の糖、中性脂肪、ＬＤＬコレステロールなど糖や脂質代謝に大きく影響する。これらの物質が過剰になると、糖化最終生成物（advanced glycation end products：ＡＧＥｓ）を生成する。また機能性タンパクの機能低下、組織障害を引き起こす。これはメーラード反応と呼ばれるが、それは一部の反応にすぎない。タンパク質以外にも、脂質の異常、ＤＮＡ塩基の異常、アミロイドの変性・難分解性化も生じる。生体内におけるこれら生成はさまざまな疾病や老化の要因となる。

□老化度と老化の危険因子の二つ。
□老化度、老化の危険因子ともに各5項目で構成。
□バランスのよい5角形を目指す。
□各項目は、問診や血液検査、脳の機能テスト、骨密度検査などで構成。

老化危険因子

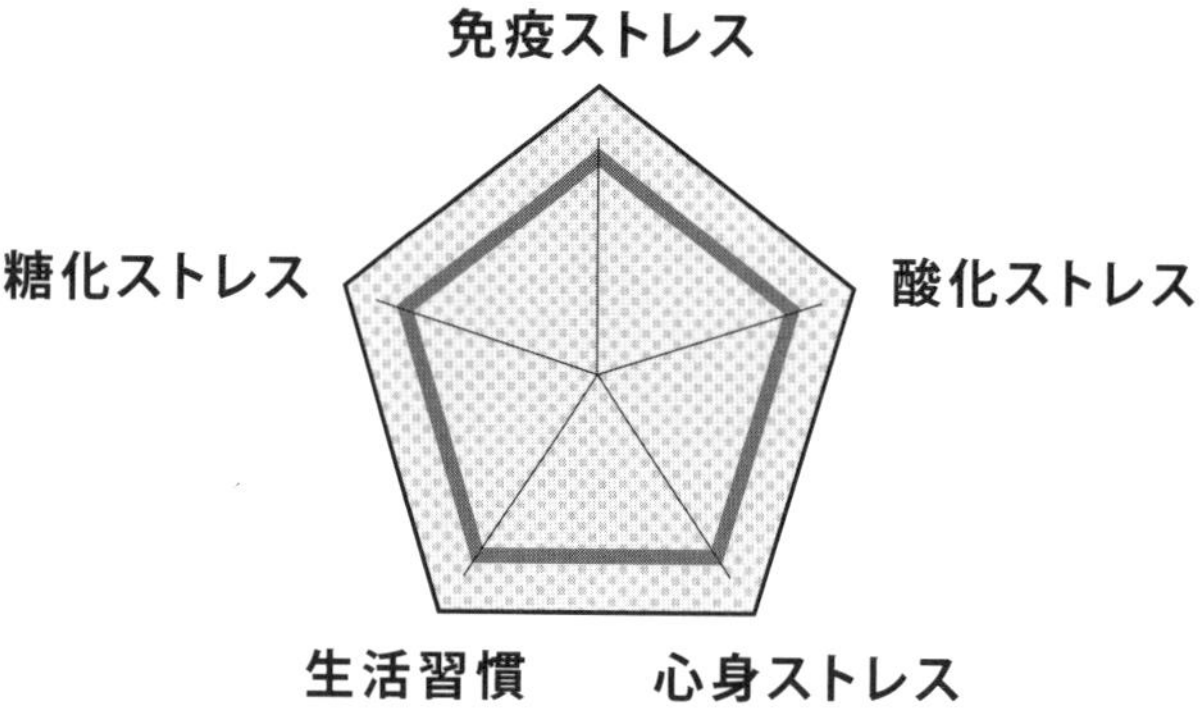

免疫ストレス	リンパ球数・NK細胞活性・DHEA－s
酸化ストレス	8－OHdG・イソプラスタン・LPO（過酸化脂質）
心身ストレス	コルチゾル／DHEA－sの比率
生活習慣	睡眠・酒・タバコ・運動・水分量・塩分量
糖化ストレス	AGEs・T3・T4・インスリン・アディポネクチン

アンチエイジングドックの検査結果評価と検査項目

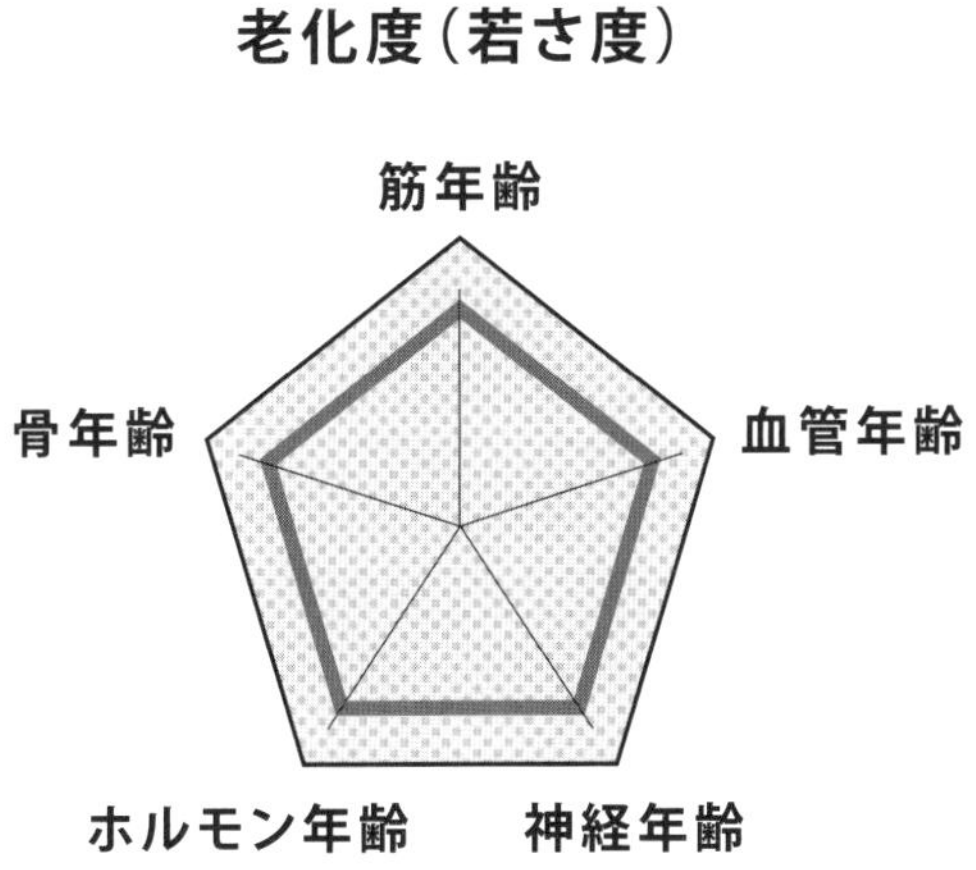

筋年齢	握力・脂肪筋・除脂肪筋量・ウエストヒップ比
血管年齢	加速度脈波・PWV・CAVI
神経年齢	高次脳機能検査（ウィスコンシン大学カードソーティングテスト）
ホルモン年齢	IGF－I・DHEA－s
骨年齢	骨密度

アンチエイジングの治療

アンチエイジングドックで判明した評価に対しての治療の目的は、健康寿命を延ばすことにあります。具体的には、

①動脈硬化を防ぐ　②認知症を防ぐ　③老化を防ぐ
④寝たきりを防ぐ　⑤癌を防ぐ

といった5項目が治療の目的であり、最終的にはＱＯＬを極めて、健康長寿の達成を目指します。

また、これら目的のための治療については、大きく分けて、生活療法、サプリメント療法、薬物療法、特殊療法があります。

〈抗加齢療法〉

①生活療法：食事療法／運動療法／精神療法
②サプリメント療法
③薬物療法：ホルモン補充／免疫強化療法／抗酸化療法
④特殊療法：美容外科／美容皮膚科／歯科医療／代替医療（音楽療法・鍼灸医療・呼吸法・ヨガ・アーユルヴェーダ）／キレーション療法

パイレーツの法則で弱点をつぶそう

アンチエイジングドックの評価項目は老化度五つと老化危険因子五つの合計10項目で、老化度と老化危険因子をそれぞれ五角形で明記します。（156ページ参照）

人それぞれに五角形の形は異なりますが、抗加齢医学的見地では、この**五角形をバランスよくするよう指導します。つまり危険因子を少なくして、百寿者のように弱点のない体を目指すのです。**

しかし、五角形全体の数値、すなわち10項目すべての数値を改善するのは現実的ではありません。そこでいわゆるパイレーツの法則に沿って指導方針を立てます。

パイレーツ（海賊）の法則とは、海賊が島を略奪する時、敵兵士が10人いたら最も強い二人をやっつけることにより、8割がた占領できるという考えです。つまり、全10項目のうち最も老化した項目と最も大きな危険因子を重点的に是正するようにするのです。**老化度の5項目、危険因子の5項目、計10項目のうち最も重要な2項目を是正することで8割がた目標を達成できるわけです。**

・7章・

アンチエイジングのカギになる

―メラトニンとコルチゾル

本章では、抗加齢医学で新たにわかったアンチエイジングにかかわる、いくつかの物質について解説しましょう。

メラトニン

メラトニンが分泌される脳の奥深くにある松果体は、「第三の目」とも呼ばれ、われわれ人間に至る進化の過程で、知覚能力を持っていた時期があったのではないかと考えられています。単なる内分泌器官の一つではなく、体内の器官の位づけでは、かなり高い地位にあります。メラトニンはすべての動植物で同じ分子構造で、それぞれの体内時計を介して、脳の時間監視係の役割を果たしています。また、睡眠と覚醒の周期をつかさどり、渡り鳥には移動の時期を知らせたり、発情や生殖、冬眠などの時期を教える役割があります。

メラトニンの分泌量は、成長期の子供のころが最も高く、その後急速に低下することが知られています。メラトニンの役割については、近年次々と新たな発見がありますが、メラトニンの最も大きな役割は睡眠に対する作用です。メラトニンは、時差ボケを和らげ、筋肉痛や自閉症児の睡眠障害の治療にも役立ってきました。高脂血症の人では、血中コレステロールを低下させることにより、心臓病を予防する可能性があることがわかっています。

またメラトニンには強力な抗酸化作用があります。これまでに発見されたフリーラジカル除去物質の中でも強力な能力を持っていて、細胞の一つひとつに浸透して、フリーラジカルの攻撃からＤＮＡを守ってくれます。

さらに、メラトニンは免疫力を高める作用があります。それは、このホルモンが、免疫に大きく関与し、Ｔ細胞球（血液中を流れている白血球のうち、リンパ球と呼ばれる細胞の一種）を生成する臓器でもある「胸腺」を刺激するからです。胸腺が最も大きくなる思春期ごろ、メラトニンの分泌レベルも最大となって、その後、胸腺の委縮に従って、メラトニンの分泌も下がっていきます。そして、この胸腺の委縮曲線とメラトニンの分泌推移曲線がきれいに一致することから、メラトニンと胸腺の関係が注目されています。

さらに、**加齢とともに体に現れるいくつかの変化は、このメラトニン分泌が低下することが一因となっています。**若い人よりも年配者に睡眠障害が多く見られるのは、このためです。加齢に伴う変化のうち、免疫力低下、発癌頻度の増加、コレステロール代謝の異常に大きくかかわっているのが、このメラトニンなのです。さらに、近年、メラトニンが受精・着床といった卵巣機能の維持、骨の成長に重要な役割を果たすことが指摘されています。

分泌低下が老化につながるメラトニンは、周囲が暗いと分泌され、**24時間の体内周期を調節しています。このメラトニンと、睡眠によって分泌が活性される成長ホルモンの分泌リズムが一致させるのが最大の老化対策といえます。分泌タイミングを合わせることで、それぞれのホルモン活性の相乗効果が期待できます。**

メラトニン分泌を促す刺激と抑制因子

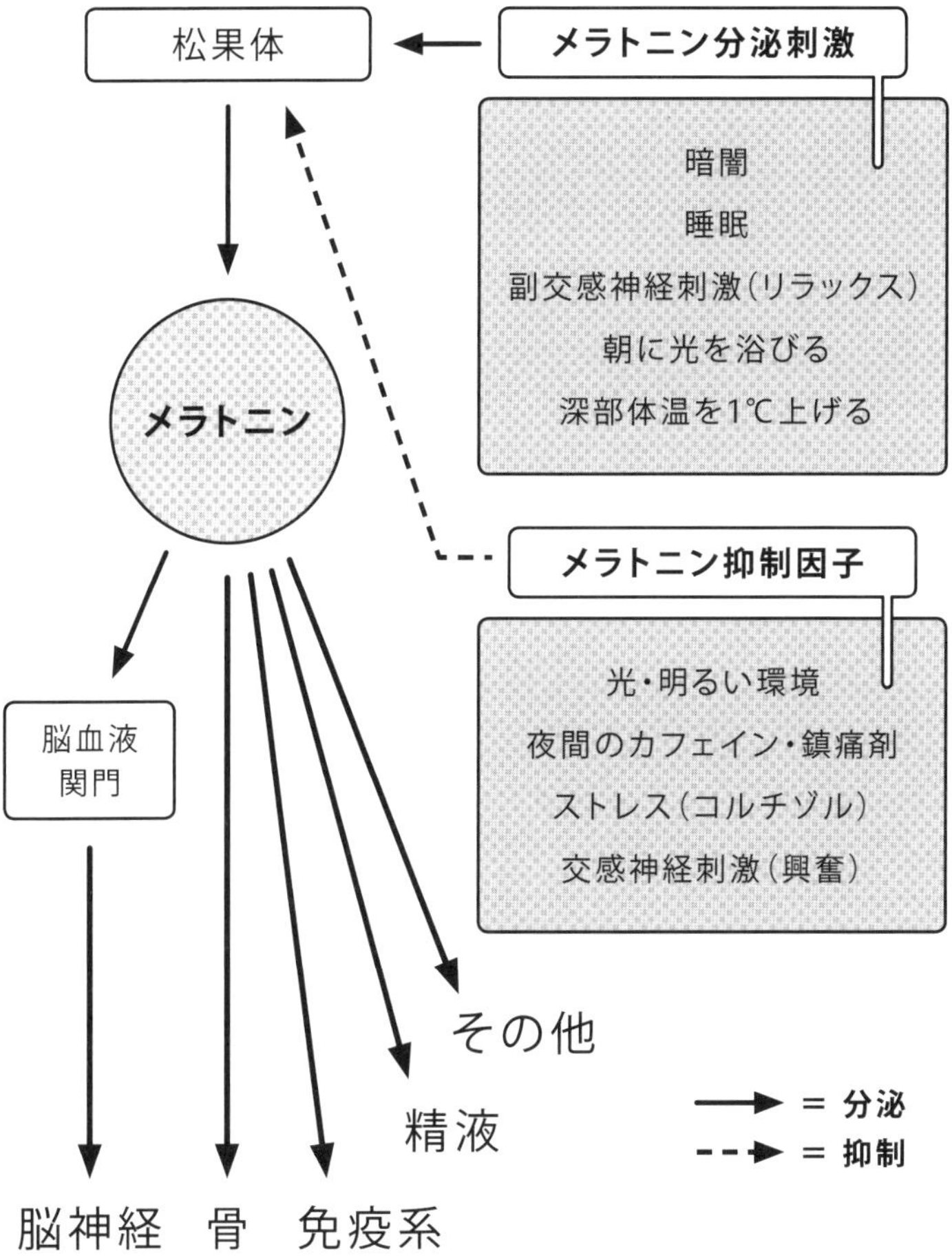

コルチゾル

コルチゾルは副腎皮質から分泌されるステロイド骨格を持つホルモンです。分泌にはサーカディアンリズムと呼ばれる日内変動があって、早朝から午前中にかけて分泌が亢進します。コルチゾルはストレスホルモンとして知られ、ストレス刺激を受けて分泌される悪玉ホルモンです。

一般に、コルチゾルは**免疫力を低下させる**ことがわかっています。これは腫瘍免疫も低下させることを意味し、コルチゾルは骨密度を低下させ、糖代謝・コレステロール代謝を増悪させ、肥満・高血圧を助長し、動脈硬化を進展させ、肌を老化させてしまいます。糖尿病を悪化させ、血圧を高め、動脈硬化を促進し、免疫機能を低下させるのです。過労など強いストレス刺激が長期にわたると、コルチゾルは、脳内の海馬の細胞に作用し、**記憶システムにも障害を与えます。**強いストレスにより、記憶障害が生じるのはこのためだと考えられます。

　このように、ストレス反応とこれによるコルチゾル分泌は、精神、免疫、内分泌にさまざまな影響を及ぼしますが、大部分が体に好ましくない作用です。34ページの図にもあるように、成長ホルモンの抑制因子でもあります。ひと言で言えば、**コルチゾルの一連の作用は、老化を加速するといっても過言ではありません。**

コルチゾル分泌と睡眠

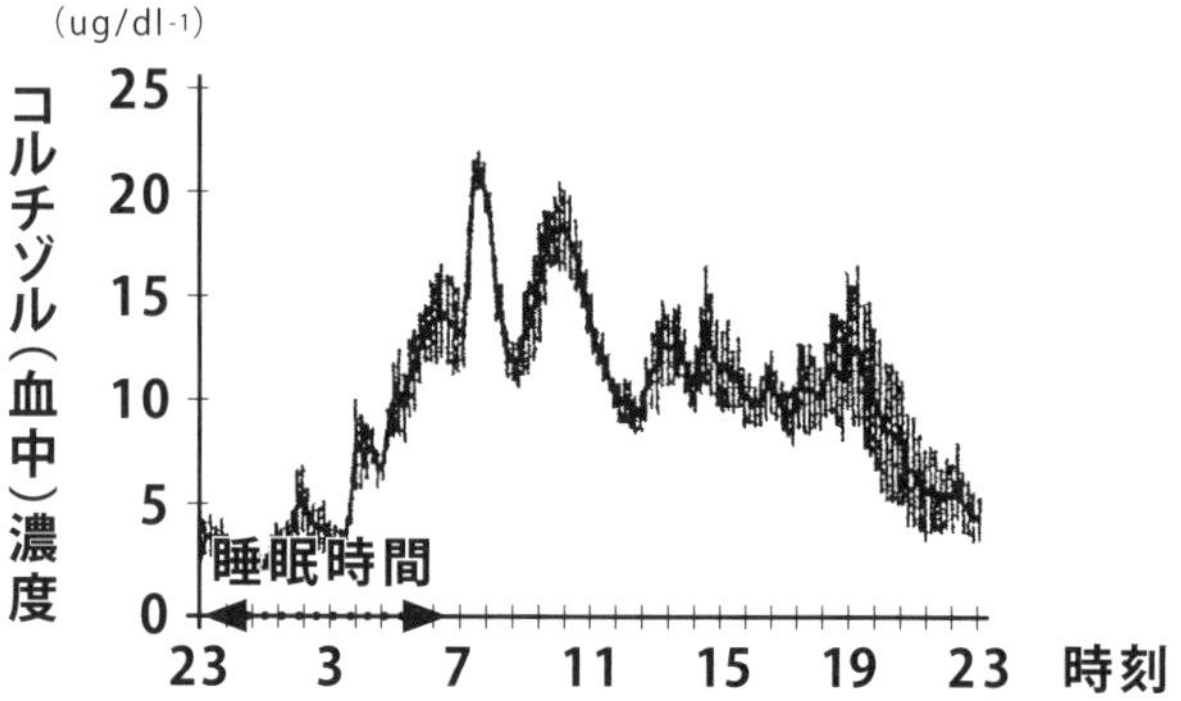

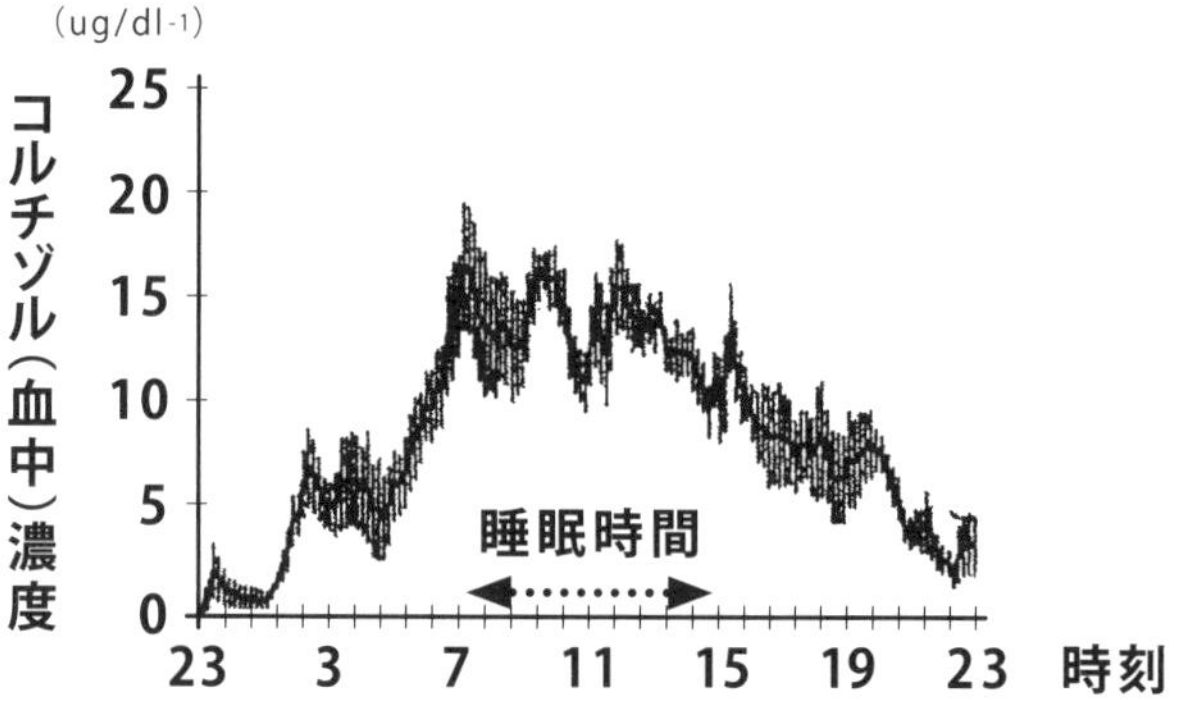

『睡眠学』高橋清久編　より

□グラフ上は、ストレスホルモンであるコルチゾルが低いタイミングに睡眠を取っている。

□グラフ下は、コルチゾルが比較的高い日中に睡眠を取ってしまっているため、成長ホルモン分泌が活性されにくくなっている。

・8章・

ストレスフリーで
エイジング対策

寿命を決めるのは生活習慣7割、遺伝が3割

寿命が親譲り、すなわち遺伝により決定されるのはたかだか3割程度といわれます。

残りの7割は後天性、すなわち生活習慣、環境、職種、ストレスなどにより影響を受けます。つまり、いくら親や親族が長寿だとしても、子が放蕩生活を送れば、寿命は短くなるのです。

寿命を7割左右するという生活習慣、環境、職種、ストレスについて、生活習慣は先述した食事、睡眠、運動といったものが主なものです。それでは、次にアンチエイジングと各種ストレスについてみていきましょう。

寿命とストレス

癌の発症率が高い職業ワースト５を、ある日本の生命保険会社が調査しています。その結果、第１位はマスコミ関係、第２位交通機関の乗務員、第３位金融機関に勤務する者、第４位商社マン、第５位生産工場の管理職であったといいます。55～59歳までの癌死亡者発生率を１とすると、ワースト１位のマスコミ関係は、癌で死亡する率は2.6倍、ワースト２位の交通機関の乗務員では2.5倍も高いという結果が出ているのです。

これら職業に共通するのは、生活のリズムが不規則で、ストレスも多いということです。ある特定の職業と高い癌死亡率から、ストレスが私達の寿命にいかに関与しているかということを物語っています。

老化を促すストレス①　酸化ストレス

人の体は約60兆個の細胞で構成されていますが、細胞はすべて酸化による変性に弱いことが知られています。酸化変性とは、フリーラジカル（細胞の分子内に電子が1個不足した、非常に不安定な状態の分子で、周囲の物質から電子を奪いやすい性質があるものを意味する）によって電子を奪われ、細胞が不安定な状態になることを意味します。

皮をむいたリンゴが茶色く変色する酸化については前述しましたが、細胞が酸化変性されることが、さまざまな病気の直接のきっかけとなることが明らかにされています。病気は細菌やウイルス感染、遺伝子異常、生活環境などが原因で発症するのも確かですが、細胞の酸化変性を抑えることが、病気の治療と予防に通じるのです。

生物は一般にこういったフリーラジカルに対抗する抗酸化システムを自然に備えています。スーパーオキサイドディスムターゼ（ＳＯＤ）やカタラーゼなどの抗酸化酵素、ミトコンドリア内の補酵素Ｑ－10（コエンザイムＱ－10：CoQ 10）がその代表です。

また食品として摂取されるビタミンＡ・Ｃ・Ｅやポリフェノール類にも抗酸化作用があり、これは体を酸化変性から防御することが知られています。

老化を促すストレス② 糖化ストレス

糖化とは、私達の体内にある大切なタンパク質と、食事によって摂取した糖とが結びつくことで、糖化したタンパク質が生成され、体内に蓄積してしまうことです。体内で生成された物質は、糖化最終生成物（advanced glycation end products：AGEs）と呼ばれ、老化を促進する危険因子の一つとして近年、特に脚光を浴びています。糖化による細胞へのダメージを糖化ストレスと呼びます。

糖化ストレスは血管老化の大きな危険因子であり、骨については、糖化ストレスは骨折の危険因子でもあります。

また、高血糖だと成長ホルモンの分泌が止まることが知られています。つまり早食いといった糖化ストレスを高める習慣は、成長ホルモンの分泌に直接的にかかわる重大な問題となります。せっかくの成長ホルモンが分泌されるタイミングを逸していると、いえるのです。成長ホルモンを活性させるという観点では、糖化ストレスを避ける方法をいかに習慣化するかが大事になります。

老化と骨密度（骨粗しょう症）

骨密度と閉経

骨密度は加齢とともに低下します。骨粗しょう症はこの骨密度が低下した症状で、健康寿命をおびやかす、介護が必要な「寝たきり老人」を作る大きな原因ともなっています。

骨密度は、男性は加齢とともになだらかに低下します。一方、女性は、閉経に伴うエストロゲン低下によって骨密度は急激に低下してしまいます。これまで女性の骨密度の低下曲線については、「50歳の閉経とともに急激に低下し、70歳をすぎると、再びゆっくり低下するようになる」と説明されてきました。しかし、この説明は明らかに誤りです。

実際は、70歳を超えても骨密度の低下曲線は変わらずに、どんどん低下していくのです。真相は、骨密度が低下した人から順番に、骨粗しょう症になり、骨折をきたし、寝たきりになり、衰弱し、脱落してゆく…。このような骨密度の低下曲線の解釈の過ちは、70歳を超えると、生き残った人しか骨密度の検査ができないことにあると思われます。つまり70歳を超えると骨密度の低下がゆっくりになったように見えるのは、実際には「骨密度の低下がゆっくりな人」しか生き残れないという真実があるのです。骨密度が健康寿命に深くかかわり、アンチエイジングドックでの評価項目の一つにもなっている所以はここにあります。

ストレスと精神療法―ストレスについて

ストレスとは何か?

厚生労働省が5年ごとに行っている労働者を対象としたアンケート調査では、約60％の人々が何らかの不安やストレスを強く感じていることを報告しています。それでは、医学的なストレスの解釈について見ていきましょう。

ストレス学説で有名なセリエは、「ストレスとは生体の中に起こる生理的・心理的な歪みであり、このストレスを作るものが外から加えられたストレッサーである」と述べています。そして、ストレッサーとして物理的なもの（暑さ、寒さ、騒音など）、科学的なもの（大気汚染、アルコールの飲みすぎ、タバコの吸いすぎなど）、生物学的なもの（細菌、カビ、ウイルスなど）と心理社会的なもの（心理的な悩み・葛藤、人間関係など）を挙げています。これらいくつかのストレッサーのうち、最近では、社会心理的ストレッサーが大きな問題として取り上げられるようになり、これと内的なストレス状態を区別することが難しいことから、両者をストレスと呼ぶようになっています。

ストレスと聞くとすべてネガティブなものと捉えられがちですが、一概にはいえません。適度な刺激は交感神経系を賦活して、抵抗力をつけるように働き、セリエ自身も「ストレスは人生のスパイスである」と述べているようにポジティブな面もあるのです。これを快ストレス（enstress）といいます。これに対して不快ストレス（distress）とは、過剰なストレス、慢性的に長く続くストレスのことを指します。

ストレス反応の現れ方

ストレスの影響は、不快な危機的な心理的変化（不安、緊張、過敏、抑うつ、焦燥、混乱などの情緒的反応）と、それに引き続く身体反応（疲労、倦怠、頭痛、動悸、息苦しさなどの自立神経症状）と、それらを解消するための行動反応（せかせか行動する、タバコを吸ったり、アルコールを飲んで気分を紛らわすなど）として現れます。

これらの反応の現れ方には、個人の体質、性格、ストレス認知の仕方および対処の仕方の差によって一定の傾向が見受けられ、心理的に現れやすい人、行動に現れやすい人、身体的に現れやすい人などの特徴があります。自分はどの方向に現れやすいかを事前に知っておいて、日ごろから自己チェックし、ストレスがたまっているなと感じたら、早めにストレス解消を心がけるようにすることが、ストレスを初期に回避する最善の方法です。

ストレスとホルモン

ストレスが癌の引き金になる理由については、さまざまな研究がありますが、ストレスホルモンのコルチゾルが免疫機能を低下させることが大きな要因となっている研究結果があります。コルチゾルを活性させるためにも、ストレスを軽減させる精神療法として、前向きなこと、ストレス対策、睡眠の質を保つことがポイントになります。

各種ストレスに対して私達は、神経、内分泌、免疫系の変化によってストレスから内部環境を守ろうと防御反応がありますが、刺激が一定の閾値を超えた場合などに病的変化が起こり、ストレス関連疾患を惹起してしまうのです。

五行音楽（音楽療法）を知っていますか？

ストレスを上手に発散するのは意外と難しいものです。世の中に数多くあるストレス解消法のうち、音楽を聴く、というのは最も効果があるリラックス法の一つではないかと思います。ここでは、東洋医学の考えに基づいた音楽健康術を紹介しましょう。

本章で紹介したアンチエイジングドックの検査結果は、老化度と老化危険因子をそれぞれ五角形で表記しています。この五角形のバランスを取り、よりきれいな五角形になるように毎日の生活を心がけることが大切です。しかし、一度不安定になったバランスは、なかなか自分では気づきにくく、直しにくいものです。そこで、東洋医学の考え方である、陰陽五行の関係性に着目して五角形のバランスをとる方法を試してみましょう。

検査結果である五角形は、東洋医学の考え方である、陰陽五行にも通じます。陰陽五行説の基本は、木・火・土《ど》・金《ごん》・水《すい》の五行にそれぞれ陰陽二つずつ配してこの世の事象を見るものです。五行は、すべて相対的な関係性によってそれぞれ分類され、成立しています。

アンチエイジングの検査結果は、左の図のように五行と対応します。それぞれは、相互に影響を与え合います。相生《そうしょう》とは、順送りに相手を生み出していく、陽の関係。相克《そうこく》とは、木は土に、土は水に、水は火に、火は金に、金は木にそれぞれ剋《か》つとされることです。比和《ひわ》は、同一五行になる関係のことで、木と木、火と火、土と土、金と金、水と水の組み合わせが比和の関係になります。

アンチエイジングドックの検査結果である五角形をきれいな形にするために、それぞれ五行のバランスを取るのが大切です。バランスには、心と体のバランスも含まれます。

ストレスが高まり、なおかつ身体的変化が起き始める年齢になると、体と心のバランスが次第に崩れていくことがあります。そうでなくても、日々のストレスは何らかの形で体のどこかを傷つけています。

アンチエイジングと五行の分類

	老化度	危険因子
木	**筋年齢**	**免疫機能**
火	**血管年齢**	**酸化ストレス**
土	**神経年齢**	**心身ストレス**
金	**ホルモン年齢**	**生活習慣**
水	**骨年齢**	**代謝機能**

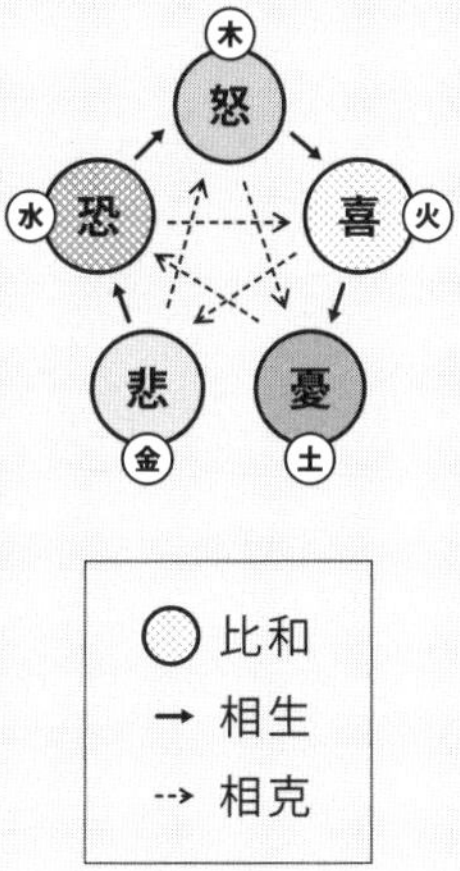

本章で述べたように、ストレスとアンチエイジングは密接な関係にあります。音楽はそのストレスを和らげる効果があります。音楽によって、豊かな感情で、夢と創造力がある、心が健康な状態にしましょう。

本書の監修である米井嘉一先生は、「アンチエイジング」を目的に、東洋医学による音楽健康術の一つとして、陰陽五行の理論と老化危険因子の要因を結びつけ、その時の感情やストレス状態、アンチエイジングドックの検査結果に対応したいくつかのクラシック音楽を提案しています。

五行音楽
（音楽療法）

<アンチエイジングミュージックの例>

木行の老化危険因子＝免疫機能を鍛えよう
楽曲例：カノン（バッヘルベル）／アリア（J.Sバッハ）／トルコ行進曲（モーツァルト）／アダージョ（マルチェロ）

火行の老化危険因子＝酸化ストレスを和らげよう
楽曲名：ピアノ・ソナタ「情熱」より第一楽章（ベートーベン）／前奏曲嬰ト短調（ラフマニノフ）／バラード第一番ト短調（ショパン）

土行の老化危険因子＝心身のストレスを和らげよう
楽曲名：ジムノペディNo.1（サティ）／私のお父さん（プッチーニ）／無伴奏チェロ組曲第一番より　プレリュード（J.Sバッハ）

金行の老化危険因子＝生活習慣を改めよう
楽曲名：G線上のアリア（J.Sバッハ）／アヴェ・マリア（カッチーニ）／カンタービレ（パガニーニ）／精霊の踊り（グルック）

水行の老化危険因子＝代謝機能を鍛えよう
楽曲名：ノクターン（チャイコフスキー）／月の光（ドビュッシー）／タイスの瞑想曲（マスネ）／トロイメライ（シューマン）

感情を音楽で整えて、よい眠りができると成長ホルモンは活性化されます。今までとは異なる新しいアンチエイジングの視点で、鑑賞する音楽を選ぶのは楽しいものです。

楽曲出典：CD「アンチエイジングミュージック～音楽の処方箋」 監修　米井嘉一
問い合わせ先：ビクター エンタテインメント株式会社　企画制作部
電話03-5467-3041　FAX 03-5467-3587

おわりに

成長ホルモンの数多くの隠れたパワーについては、抗加齢医学の分野を筆頭に、次々と新しい発見があります。

そして、研究すればするほど、若返りホルモンである成長ホルモンの抗加齢に対する作用が幅広いことに気づきます。

筋力を強くし、皮膚の弾力性を高め、シワを減らす。
エネルギーレベルを高め、検疫システムを強化する。
記憶力を上げ、意欲を高めて、前向きな気持ちにさせる。

その効果は心身ともに現れ、成長ホルモンが活性すると体は若々しくなります。

成長ホルモンの分泌は、加齢により自然に低下します。しかし抗加齢医学の研究の結果、分泌は下降しますが、歳を取っても体内で成長ホルモンを作れなくなるわけではないことが証明されています。ただ、分泌が抑えられて少なくなってくるだけなのです。

本書では、加齢により減少していく成長ホルモンについて、成長ホルモン分泌を刺激する因子と抑制する因子について詳しくまとめ、アンチエイジングの観点で成長ホルモン分泌をどのように活性させるかについて、具体例を挙げながら解説しました。

成長ホルモンを活性させるには、「食事」「睡眠」「運動」を意識し、成長ホルモン分泌を刺激する因子をできるだけ毎日の生活の中で習慣として定着させるかがカギになります。

併せて、成長ホルモンの分泌を抑制してしまう悪癖を生活から遠避けることもポイントです。

老化は誰にでも起こりますが、老化スピードとその落ち方はさまざまです。老化が早い人は老化スピードの落差が大きく、加速度的に落ちていく傾向がある一方、老化曲線の下降が緩やかで、ある程度維持している人もいます。

この違いは、アンチエイジングと深いかかわりがある成長ホルモンを活性させる生活をどのぐらい続けているか、によるところが大きいのです。

抗加齢に取り組む時期が早ければ早いほど、誰でもその差が少ないタイミングで〝成長ホルモン活性派〟に仲間入りすることができます。

この本で述べたさまざまな成長ホルモン活性法を一日でも早く実践して、外見も内面も美しく若々しい、はつらつとした〝成長ホルモン美人〟をぜひ体験して下さい。

資料

全身の主な筋肉

□インナーマッスルは体の奥にあるためアウターマッスルに隠れている場合が多い。インナーマッスルのおおよその位置を知ろう。

※＝インナーマッスル

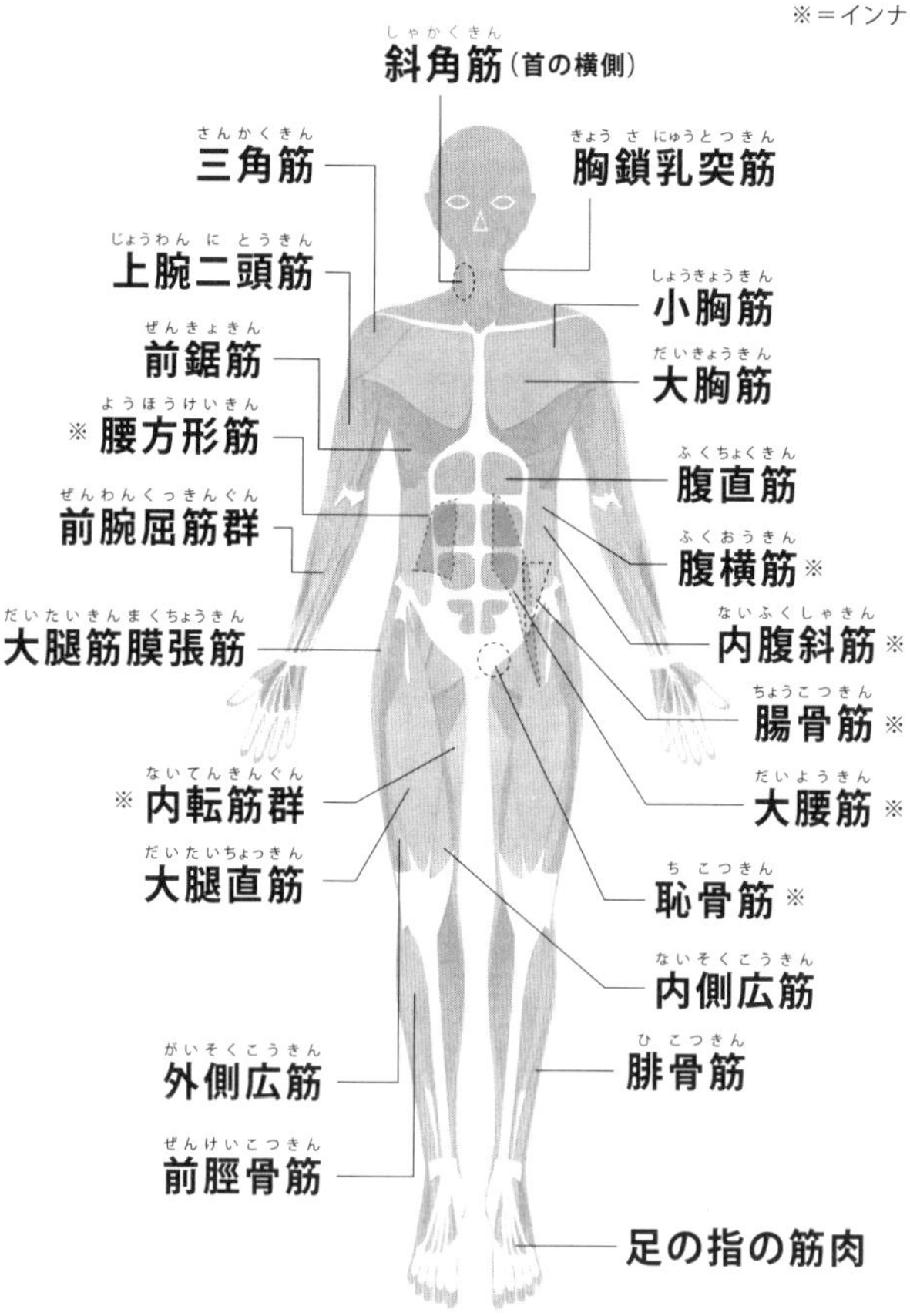

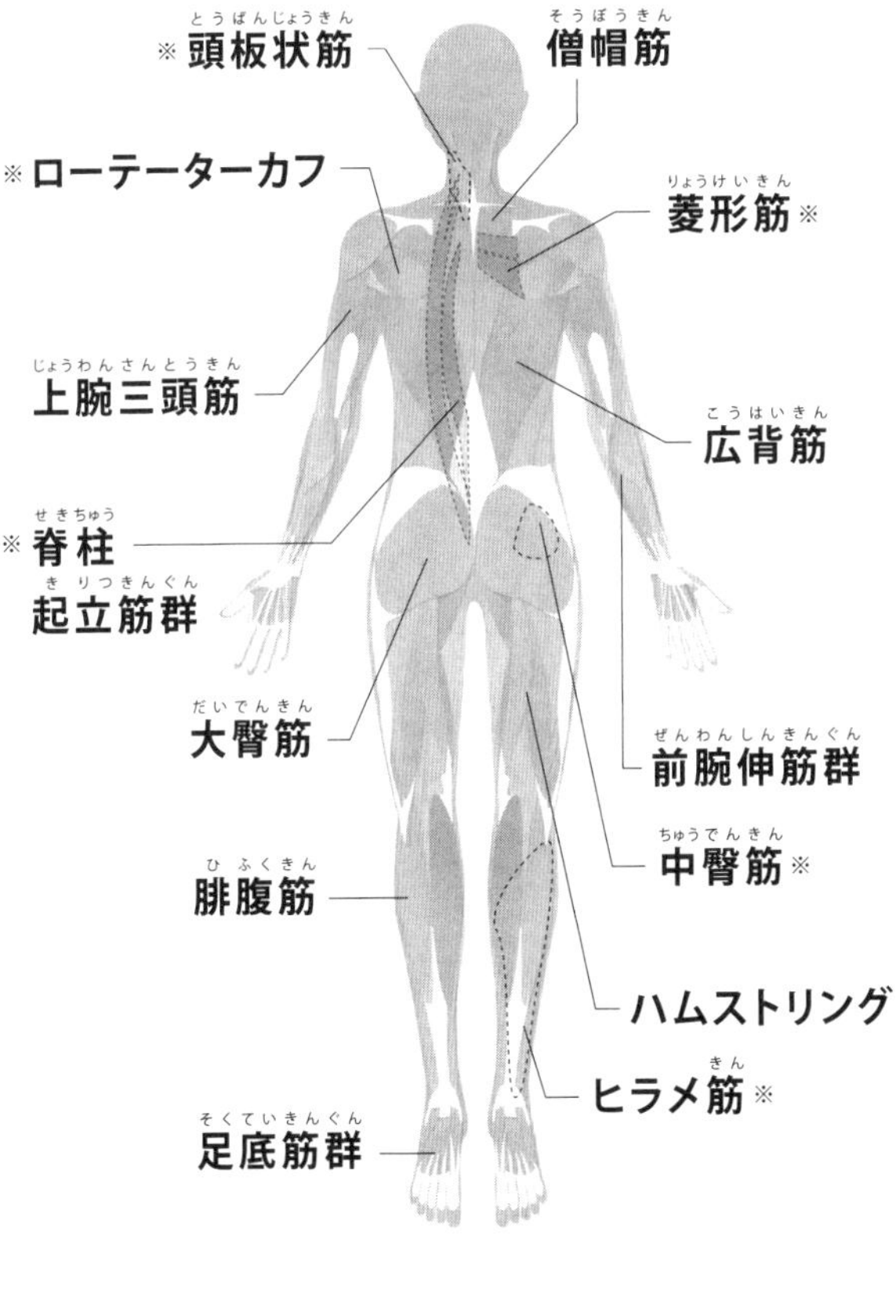
※頭板状筋《とうばんじょうきん》
僧帽筋《そうぼうきん》
※ローテーターカフ
菱形筋《りょうけいきん》※
上腕三頭筋《じょうわんさんとうきん》
広背筋《こうはいきん》
※脊柱《せきちゅう》
起立筋群《きりつきんぐん》
大臀筋《だいでんきん》
前腕伸筋群《ぜんわんしんきんぐん》
中臀筋《ちゅうでんきん》※
腓腹筋《ひふくきん》
ハムストリング
ヒラメ筋《きん》※
足底筋群《そくていきんぐん》

参考図書一覧

「いつも元気な人の100の習慣」 米井嘉一　ベストセラーズ

「なまけ者でも無理なく続く77の健康習慣」 米井 嘉一　ソフトバンククリエイティブ

「アンチエイジングのすすめ」 米井嘉一　新潮社

「『抗糖化』で何歳からでも美肌は甦る」 米井 嘉一　KADOKAWA メディアファクトリー

「抗加齢医学入門」 米井 嘉一　慶應義塾大学出版会

「アンチエイジング医学の基礎と臨床」 日本抗加齢医学会専門医・指導士認定委員会編　メディカルビュー社

「加齢に克つ! サビない体のつくりかた」 米井嘉一著　草思社

「陰陽五行による癒しの音楽」 米井嘉一著　廣済堂出版

「イラスト図解　老化と寿命のしくみ」 米井嘉一著　日本実業出版社

「自重筋トレ100の基本」 比嘉一雄監修　枻出版社

「『若返りホルモン』をぐんぐん増やす16の習慣」 満尾正 阪急コミュニケーションズ

「トレーニングをする前に読む本―最新スポーツ生理学と効率的カラダづくり」 石井直方 講談社

「若返りホルモンダイエット」 石井直方 講談社

「DVD付スロトレダイエット」 石井直方 講談社

「筋肉革命 人生を楽しむ体のつくり方」 石井直方 講談社

「『老けないカラダ』をつくる! 若さのスイッチを入れる習慣術」
石井直方 さくら舎

「『空腹』が人を健康にする」 南雲吉則 サンマーク出版

BLUE LOTUS PUBLISHING

この本と出会った皆様へ

ブルーロータスパブリッシングは
東京・東日本橋にあるLotus8（ロータスエイト）という
ヨガのスタジオや大人のためのアカデミーを運営していたり
本や雑誌を作っていたりする会社から生まれた出版社。
ブルーロータスとは睡蓮の名前。
この花は古来エジプトやインドでも
女性を癒す聖なる蓮として親しまれてきました。

私たちの思いは、このブルーロータスのように
人々の心と体をととのえ、さまざまなストレスをなくしていく
お手伝いをすること。
ブルーロータスの本は、お気に入りのお部屋や
本棚にずっと置いておきたい、シンプルで
少しオシャレで優しいたたずまいです。

私たちの作ったこの本が
あなたの疲れや悩みや不安を取り除き
イキイキ、キラキラとしたオーラをもたらし
内側から微笑むことのできる
自分らしいあなたへと
導いていく本でありますように。

ブルーロータスパブリッシング

監修 米井嘉一 Yoshikazu Yonei

同志社大学大学院生命医科学研究科
アンチエイジングリサーチセンター 教授

1982年 慶応義塾大学医学部卒業後、慶応義塾大学大学院医学研究科内科学専攻博士課程修了の後、UCLA留学。帰国後、日本鋼管病院内科、人間ドック脳ドック室部長などを歴任。2008年より現職。医師として、「歳ですから仕方がないですね」という言葉を患者さんに対してどうしても口にしたくなかったことから老化のメカニズムとその診断・治療法の研究を始める。現在では抗加齢医学研究の第一人者として、研究活動に従事するとともに、研究成果を医療現場、講義、講演、著作、学会発表・論文などで日本のみならず世界に発信している。「『糖質ダウン』で、あなたは一生病気にならない」(日本文芸社)、「『抗糖化』で何歳からでも美肌は甦る」(メディアファクトリー)、「なまけ者でも無理なく続く77の健康習慣」(ソフトバンク新書)、「いつも元気な人の100の習慣」(KKベストセラーズ)、「『美しさ』と『若さ』を保つアンチエイジングのすすめ」(青春出版社)など著書多数。

監修 比嘉一雄 Kazuo Higa

CALADA LAB.代表

1983年生まれ、福岡県出身。東京大学大学院博士課程在籍。早稲田大学スポーツ科学部卒業後、東京大学大学院生命環境科学系に進学。「研究」と「現場」をつなげるべく『ハイブリッド・トレーナー』として活躍。科学的エビデンスを基にした「えびすメソッド」で多くのクライアントをダイエットの成功に導いてきた。夢は世の中から10トンの脂肪を消滅させること。月間150本以上のパーソナルセッションをこなしながらさまざまな執筆活動なども行う。2013年にCALADA LAB.を設立し運動だけでなく栄養・ケア・心理的な面からもボディメイクを多面的にサポートできるサービスを展開中。CALADA LAB. HP(http://caladalab.com/) 著書に「痩せる筋トレ 痩せない筋トレ」(KKベストセラーズ)がある。

企画・構成　株式会社Lotus8
編集　志村淳子(Lotus8)
デザイン　濱田真二郎
イラスト　野田節美
営業　飯田朗(Lotus8)
印刷　今野健一郎/河野純一(三共グラフィック株式会社)

48歳からも成長ホルモンできれいになる。

2014年2月21日　初版発行

発行人　橋村伸也
編集人　大嶋朋子

発行　ブルーロータスパブリッシング株式会社
〒103-0011　東京都中央区日本橋大伝馬町13-1
PUBLICUS Nihonbashiビル5F
http://www.bluelotus-publishing.com/
●内容に関するお問い合わせ
電話03-5614-6830(代表)　ファックス03-5614-6821

発売　株式会社インプレスコミュニケーションズ
〒102-0075　東京都千代田区三番町20番地
電話03-5275-2442
●乱丁本、落丁本のお取り替えに関するお問い合わせ先
インプレスコミュニケーションズ カスタマーセンター
電話03-5275-9051　ファックス03-5275-2443

印刷所　三共グラフィック株式会社

ISBN:978-4-8443-7619-4　C2077